ウイルスにおびえない暮らし方

山田豊文
Yamada Toyofumi

「マスク・手洗い・3密回避」よりも
大切な食事と習慣

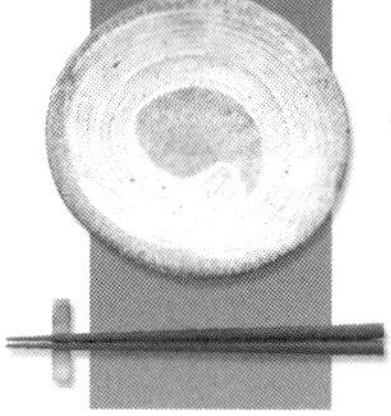

共栄書房

ウイルスにおびえない暮らし方──「マスク・手洗い・3密回避」よりも大切な食事と習慣◆目次

第2章　異常事態の時こそ、物事の本質を鋭く見極めよう　45

第3章 新型ウイルスが怖くなる食習慣

第4章　新型ウイルスとも仲良くなれる生活習慣

おわりに

はじめに

2019年11月頃から始まった、新型コロナウイルス感染症の世界的流行。世界保健機関（WHO）や各国政府は対応に追われ、今なお国際社会に大混乱を招いています。この「コロナ禍」によって、世界は実に異様な状況になってしまいました。

それは日本国内も同様です。緊急事態宣言による生活や社会活動の制限により、経済的にも精神的にも行き詰まった多くの人たちの心情もさることながら、志村けんさんや岡江久美子さんをはじめとする著名人の方々、そしてたくさんの一般の方々も、肺炎などの合併症で命を落としているのは、何とも痛ましい限りです。

例えば、新型ウイルスに感染するも「軽症」と診断されて自宅待機中に亡くなってしまった中年男性のケースや、20代の若さで犠牲になった現役力士のケースなどは、「高齢者ではなくても急に重症化し、命を落とす人もいる」という事実が、かなりの驚きをもって世間に受け止められたのではないかと思います。

個人的には、ご縁のあったオムロン元社長の立石義雄さんが新型ウイルスの犠牲になってしまったのも、非常につらいニュースでした。立石さんといえば非常に人望が厚く、誰からも親しまれた本当に素晴らしい人です。御年80歳だったとはいえ、長寿社会の今ならまだまだお元気で活躍されたことでしょう。無念としか言いようがありません。

新型ウイルスの犠牲となった方々の多くは、救われたはずの命であったと私は考えています。なぜなら、重症化する前のまだ元気なうちに、当事者の方々がそれぞれ実践できる対策や、当事者の方々に伝えることのできる情報が、たくさんあったはずだからです。だからこそ、余計に無念なのです。

世間では、マスクや手洗い、消毒や行動規制、あるいはワクチンや新薬ばかりが注目されがちですが、私の意図する「実践できる対策」や「伝えることのできる情報」とは、これらのことではありません。むしろ、これらのことは多くの問題をはらんでいます。そうではなくて、私たち人間の体に本来備わっている免疫力を適切に発揮し、感染を阻止したり、たとえ感染しても重症化を防いだりするための対策や情報のことです。悲しいかな、このような対策や情報についてはあまり注目されておらず、情報発信もそれほど盛んには行われていない印象です。むしろ、メディアは私たちに対し、余計な不安を煽り立てるばかりです。

こうした現状をふまえて、私は2020年3月から、フェイスブックを通じて新型ウイルス対策に関する情報発信を続けました。いずれも「私たちがどう生きていくべきか」という本質に対し、さまざまな角度から言及したものです。この関連の投稿は10本以上になりましたが、いずれも予想をはるかに上回る大反響で、非常に驚きました。同時に、こうした情報へのニーズの高さを改めて実感することになりました。

そこで、もっと多くの人に「私たちがどう生きていくべきか」という本質を知ってもらうべく、一冊の本としてまとめることになったのです。私自身、フェイスブックの投稿だけで終わるのではなく、何らかの形にまとめて社会に貢献したいと考えていた矢先に、出版社側からオファーを頂いたので、まさに願ったりかなったりでした。

私たちがどう生きていくべきか――。それは主に食習慣や生活習慣に関することなのですが、これまでは「自分はいたって健康」「自分がどう生きようと勝手」「他人には関係ない」などと居直り、食習慣や生活習慣が乱れたままになっていた人も決して少なくなかったのではないでしょうか。また、自分では正しいと思い込んでいても、実際には適切でない習慣が身についている人もたくさんいるのではないかと思います。結果的に、こうした人たちの健康レベルが大幅に低下し、今回のような新型ウイルスの猛威になす術もなく、重症化したり命を落としたりすることにつながってしまうわけです。

それは最終的に、周囲の人たちに多大な迷惑をかけ、本人だけでなく家族や大切な人をも大いに苦しませたり悲しませたりします。自分の食習慣や生活習慣のよしあしは、自分だけに跳ね返ってくるわけではありません。

私たちは今すぐ目を覚ますべきです。マスクや消毒液を買いだめしたり、3密を回避したり、ソーシャルディスタンスを保ったり、「STAY HOME」を声高に叫んだりするよりも、率先して行うべきことはたくさんあります。


とにかく、新型ウイルスの犠牲者を一人でも少なくしたい、そして一日も早く平穏な日々が戻ってほしいという思いで、この本を執筆しました。ひょっとすると、本書が世に出る頃には今回のコロナ禍も一定の落ち着きを見せているかもしれません。それに、今回の新型ウイルスもそのうち「新型」ではなくなり、一般的にはなじみのないウイルス名（SARS-CoV-2）や病名（COVID-19）に代わって別の呼び名がつけられ、いずれは世間に定着していくことでしょう。

とはいえ、今後もまた新たなウイルスなどの感染症が社会に蔓延する可能性は大いにあります。そのたびに同じような大混乱を繰り返していては進歩がありません。

将来の社会のあり方も見据えつつ、私たちがどう生きていくべきかについて、そして「細胞から健康になる」という究極のメソッドについて、改めて考えていただける機会になればと願っています。

第1章

ウイルスと免疫の基礎知識

ウイルスは生き物ではない!?――菌とウイルスの違い

最初に、「そもそもウイルスとは何なのか」という基本を押さえておくことにしましょう。

私たちの健康を脅かす、目に見えない病原体としては、細菌や真菌（カビ）、ウイルスなどが一般的によく知られています。細菌や真菌は単細胞生物であり、文字通り1個の細胞で生命が成り立っています。病原性細菌の中では、食中毒を起こす大腸菌やサルモネラ菌、かつて世界的な感染被害を巻き起こしたコレラ菌や結核菌などが有名です。真菌では、いわゆる水虫の原因となる白癬《はくせん》菌や、カンジダ症を引き起こすカンジダ菌などが一般的なものとして挙げられます。

一方で、病原性ウイルスで名前の知られた身近なものと言えば、インフルエンザウイルスやノロウイルス、ヘルペスウイルスなどでしょうか。いずれも多くの人がこれまでに感染経験があり、特にインフルエンザは日本で毎年のように数百万～1000万人規模で影響を及ぼしていて、年間で数千人もの人が亡くなっています。

そんなウイルスが細菌や真菌と大きく異なるのは、実は「生物ではない」ということです。

前述のように、細菌や真菌は1個の細胞で生命が成り立っていて、私たち人間の細胞と同じように、遺伝情報の詰まった核や、エネルギー生産工場のミトコンドリアなど、生命活動に不可欠なさまざまな小器官が備わっており、主に脂質でできた膜で包まれています。これに対し、

図１　ウイルスと細菌・真菌のちがい

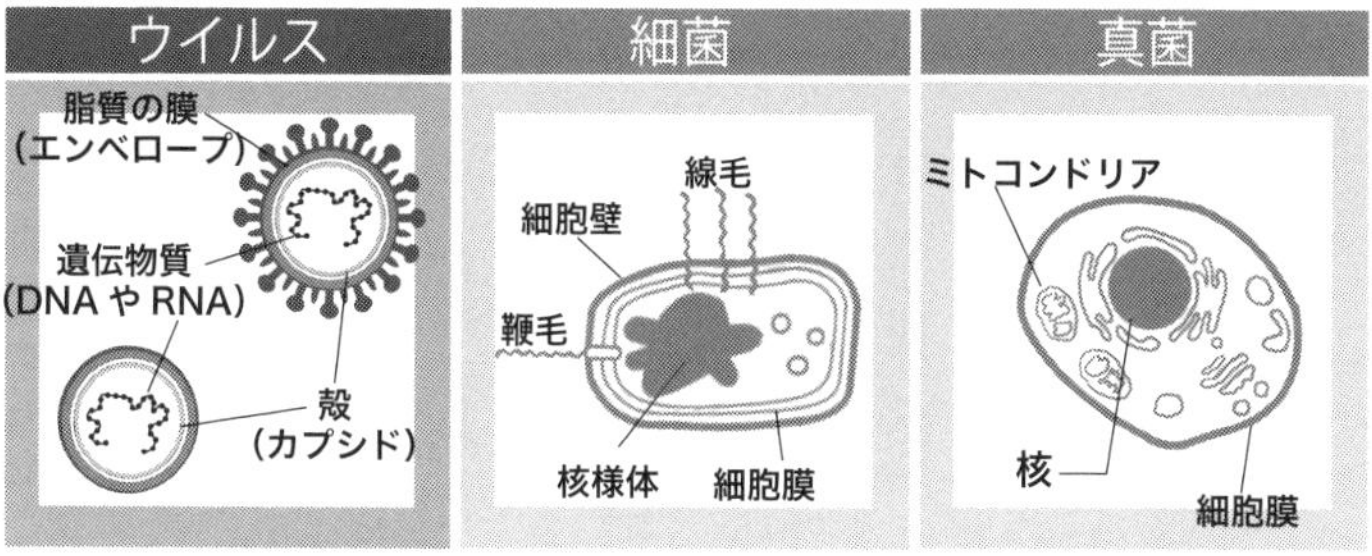

ウイルスはこのような細胞の構造を持っていません。遺伝物質（DNAかRNAのいずれか）と、それを取り囲む殻や膜のようなものだけでできた、実に単純な構造なのです（図１）。

「生物とは何か」を定義すると、①自力で増殖できること、②自力でエネルギーをつくり出せること、③自分と外の環境がはっきり分かれていること……といった条件を挙げることができますが、ウイルスは自力では増殖できず、エネルギーもつくり出すことができません。私たち人間など生物の細胞内に入り込んで細胞内の機能を利用することによって、初めて自分の遺伝物質をもとにコピーをつくり、増殖することができるのです。これが、①～③を全て満たす細菌や真菌とは決定的に異なる点です。

このため、細菌や真菌は微生物だけれども、ウイルスは微生物とは言えないという考え方も強く支持されています。生き物と物質の中間くらいの存在だと思っておいてください。

ウイルスを「殺菌」することはできない

さて、今回のコロナ禍の一環として、アルコールなどの消毒液の利用が盛んに推奨され、マスク以上に入手困難になるという事態が発生しましたが、ここで注意しておくべきことがあります。それは「殺菌」という言葉の捉え方や使い方です。

まず、前述のようにウイルスは菌ではありませんから、ウイルスに対して「殺菌」という言葉を使うのは、本当はおかしいということです。世間ではウイルスと菌を混同した表現や〝ウイルスを殺菌する〟などの表現も多く見受けられます。そのため、それを間違って使っているのか、分かった上であえて便宜的に使っているのか、常に見極める必要があります。

そして、やはり前述のように、ウイルスは厳密には生物であるとも言えませんから、「ウイルスを殺傷する」という概念も適切ではありません。よく用いられている表現では「ウイルスを不活性化する」や「抗ウイルス作用がある」などのほうが、よりふさわしいということになります。

さらに、ウイルスは菌ではないので（構造が異なるので）、細菌や真菌に効果のあるものがウイルスにも同様の効果があるとは限らないということです。つまり、殺菌や除菌、抗菌などの効果をうたっている製品がウイルス対策に使えるかどうかは、作用のメカニズムなどによって異なります。

例えば、一定の濃度のアルコールに殺菌効果があるのは、細菌や真菌の細胞膜を構成している脂質やタンパク質を変性させる作用によるものです。ウイルスの殻もタンパク質でできているほか、殻の外側に脂質の膜を持っている種類があり、今回の新型ウイルスもこの種類に該当します。だから「アルコール消毒は新型ウイルスにも効く」わけです。ちなみに洗剤（界面活性剤）なども、作用は異なるものの原理は同じです。

一方で、一般的な風邪はいわゆる抗生物質が効かない場合が多いことをご存じでしょうか。その理由は、抗生物質は細菌を殺傷するための薬（抗菌剤）である一方で、一般的な風邪の8〜9割はウイルスが原因であるといわれているからです。アルコールとは違って、抗生物質は細菌特有の生命活動を阻害することで増殖を防ぐため、ウイルスには作用しません。

ちなみに、抗生物質の乱用やそれに伴う耐性菌の出現は深刻な社会問題になっています。もっと言うと、殺菌や除菌、抗菌という考え方自体にも大きな問題があります。このあたりについては、また改めてお伝えすることにしましょう。

ウイルスがヒトに感染するメカニズム

次に、ウイルスがどのように私たちの体に侵入し、悪影響を及ぼすのかについて見ていきましょう（図2）。

図２　ウイルスがヒト細胞に感染する仕組み

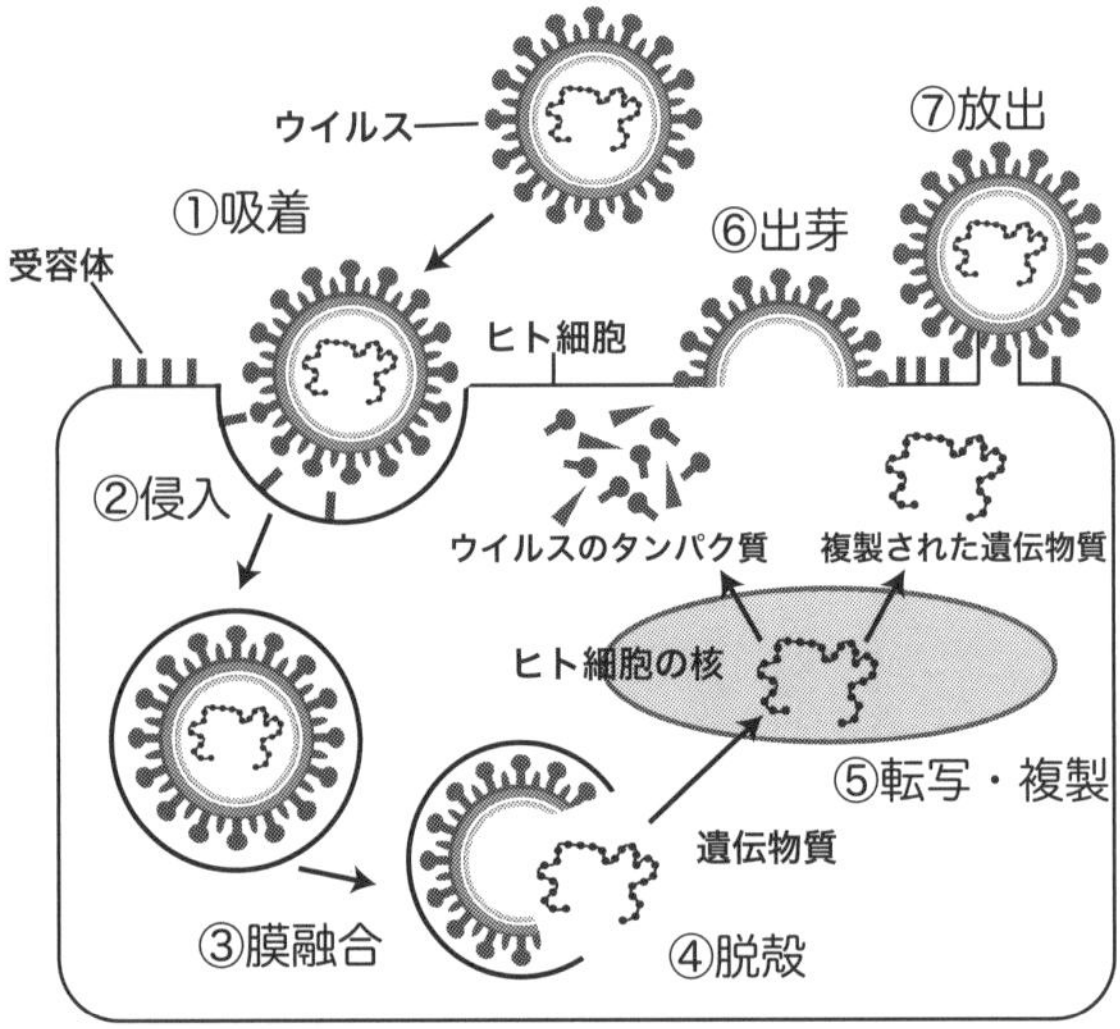

ウイルスは自力で増殖することができませんから、まずは私たちの体内に入り込み、細胞の表面に吸着します（今回の新型ウイルスの場合、呼吸器や消化器などの細胞に吸着しやすいことが分かっています）。そこから細胞内に侵入する方法はウイルスの種類によって異なりますが、例えば今回の新型ウイルスの場合、自身の脂質の膜とヒト細胞の膜を融合させることによって、ウイルスの殻を細胞内に送り込みます。その後、細胞内でウイルスの殻が分解され、中に入っていたウイルスの遺伝物質（ＲＮＡ）が細胞内に放出されます。そして、次の世代のウイルスのために遺伝物質が大量にコピーされると同時に、ヒト細胞の核を利用するなどして、遺伝物質をもとにウイルス用のタンパク質も大量に合成さ

れます。

最終的には、コピーされた遺伝物質と新たにつくられたタンパク質が合わさって、次世代のウイルスが完成し、このウイルスがヒト細胞から抜け出して、さらに拡散・増殖していくことになるわけです。

これがウイルスの大まかな増殖メカニズムですが、このプロセスを通じて、細胞はさまざまな方面からダメージを受けることになります。

まず、細胞内でウイルスが増殖する時に、せっかく細胞がつくり出したエネルギーや栄養素が奪われてしまいます。これではたまらないとばかりに細胞側も対抗するのですが、ウイルス側もあの手この手を使ってそれをかいくぐろうとします。

また、ウイルス用のタンパク質が細胞内で大量につくり出されることは、細胞にとって大きなストレスとなります。細胞内では人間用のさまざまな種類のタンパク質（生体タンパク質）がつくられ、その品質管理システムが稼働していますが、ウイルスのせいで不要なタンパク質が過剰になると、このシステムにも支障をきたすようになってしまうのです。

さらに、新たなウイルスが細胞から抜け出すときに、細胞膜が破壊されることもあります。

こうして、物質的ダメージや機能的ダメージ、物理的ダメージが組み合わさることによって、細胞の生命活動が破綻し、ひいては私たちの健康を害することによって、さまざまな症状が現れるというわけです。

免疫と免疫システムについて知っておこう

とはいえ、私たちの体はウイルスに対して無抵抗というわけではありません。感染や増殖を防ぐための強力なシステムが働いています。いわゆる「免疫システム」です。

免疫システム（免疫系）は、病原体や異物から身を守るために体が備えている、さまざまなバリア機能の総称です。骨格系や神経系、内分泌系など、体内の他のシステムとは異なり、多種多様な器官や組織、細胞、物質が相互にかかわることで成り立っている、非常に特殊なシステムだと言えます。「自分」と「自分ではないもの」を正しく認識し、「自分」を守りつつ「自分ではないもの」を適切に処理するのが免疫の基本ですから、例えば、食べ物の消化・吸収は免疫システムにも大きく貢献していることになります。胃酸や消化酵素は、ただ漠然と食べ物を消化するためだけに働いているわけではなく、口から入ってきた菌やウイルスを分解し、増殖を防ぐという役割も兼ねているのです。

こういった関門を潜り抜けて体内に侵入してきた病原体にとって、最後の砦となるのが、合計100億個以上にも及ぶ免疫細胞（白血球）によるチームワークです。白血球は、主に全身の血管やリンパ管を循環し、病原体や異物が侵入していないかどうか、あるいは不必要な細胞が発生していないかどうかを常に監視しながら、自らつくり出した免疫物質を通じてお互いに連絡を取り合ったり、病原体や異物に目印をつけたり、武器として病原体や異物への攻撃に利用したりしています。

もし異常が見つかれば、白血球はただちに仲間の白血球を呼び寄せ、病原体と闘ったり、不要な細胞や異物を取り除いたりして、私たちの身を守ってくれています。まさに免疫システムの中核的存在です。そんな白血球にはさまざまな種類があり、それぞれが独自の仕事を担当しています（**図3**）。免疫には、生まれつき備わっている免疫機構（自然免疫）と、生まれた後に獲得する免疫機構（獲得免疫）の2つがあり、その中で各々の特徴を持つ白血球が役割分担することで、全身の免疫システムが成り立っているのです。

そして白血球は、単に血管やリンパ管を漂っている物質というわけではなく、ひとつひとつが立派な細胞、つまり「生物」です。皮膚や筋肉、内臓など、私たちの体の姿かたちを構成している細胞があれば、白血球のように体の中を動き回っている細胞もあるのだということです。

「免疫力」は強すぎても弱すぎてもいけない

白血球による免疫システムや免疫反応をもう少し詳しく見てみましょう。

白血球のなかでも特に中心的な役割を果たすのは、「リンパ球」と「樹状細胞」です。この

図3　２つの免疫機構とさまざまな白血球

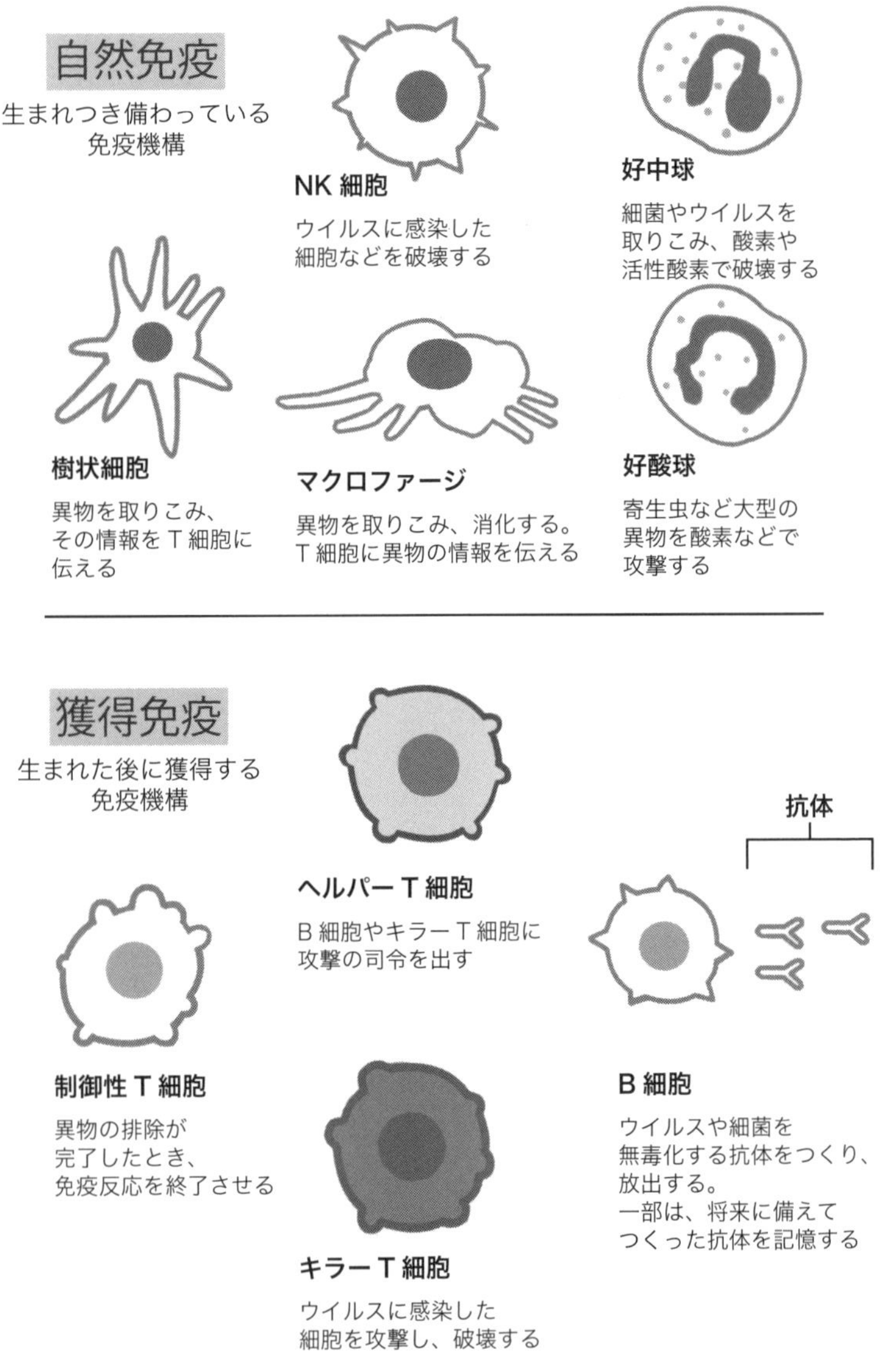
自然免疫
生まれつき備わっている
免疫機構
NK 細胞
ウイルスに感染した
細胞などを破壊する
好中球
細菌やウイルスを
取りこみ、酸素や
活性酸素で破壊する
樹状細胞
異物を取りこみ、
その情報を T 細胞に
伝える
マクロファージ
異物を取りこみ、消化する。
T 細胞に異物の情報を伝える
好酸球
寄生虫など大型の
異物を酸素などで
攻撃する
獲得免疫
生まれた後に獲得する
免疫機構
ヘルパー T 細胞
B 細胞やキラー T 細胞に
攻撃の司令を出す
抗体
制御性 T 細胞
異物の排除が
完了したとき、
免疫反応を終了させる
B 細胞
ウイルスや細菌を
無毒化する抗体をつくり、
放出する。
一部は、将来に備えて
つくった抗体を記憶する
キラー T 細胞
ウイルスに感染した
細胞を攻撃し、破壊する

うち、獲得免疫を司る主なリンパ球には、両肺に挟まれた中央にある胸腺という部位で主に分化・成熟するT細胞と、主に骨髄の中で分化するB細胞があります。T細胞とB細胞は脾臓（左上腹部にある臓器）などでも成熟します。

自然免疫を担当する樹状細胞は、血液中から体の組織内に入り込んだ後、単球という白血球からさらに成長（分化）したものです。体内に侵入した病原体や異物（抗原）を自分の中に取り込んで分解し、それを再び自分の表面に出すことで、リンパ球が認識しやすくする働きがあります。

獲得免疫を担当する主なリンパ球のうちT細胞は、樹状細胞の表面に出てきた抗原に反応すると増殖し始め、さまざまな役割を持つT細胞へと変化していきます。具体的には、抗原を持っている細胞（ウイルスに感染した細胞など）を処理する役割のキラーT細胞や、他の白血球を呼び寄せてその処理を促す役割のヘルパーT細胞などがあります。

もう一方のB細胞は、特定の抗原を認識して結合する働きを持つタンパク質（抗体）をつくり出します。抗体が抗原と結合して反応すると、別のタンパク質（補体）を活性化したり単球のマクロファージを刺激したりすることによって、抗原が処理されます。

なお、T細胞には、樹状細胞の反応やさまざまな免疫反応の強さを調節する役割のものもあり、制御性T細胞といいます。この制御性T細胞は、今回の新型ウイルス対策においても非常に大きな鍵を握る存在なのですが、詳細は第3章で改めてお伝えすることにしましょう。

さて、こうしたさまざまな役割を持つ白血球のチームワークが乱れると、体内では大変なことが起こります。病原体や異物の侵入を見逃したり、病原体との闘いに敗北してしまったりすれば、体を乗っ取られて蝕まれてしまいますし、不要な細胞の増殖を許してしまえば、がんなどの病気につながります。

また、病原体や異物に対する攻撃のコントロールを誤って自分の体にまでダメージを与えてしまうのが、いわゆるアレルギー性疾患です。さらには、コントロールどころか、白血球が攻撃の相手を間違える場合もあります。自分で自分の体を攻撃してしまうという「自己免疫疾患」です。

世間では「免疫力」という言葉が多用されます。「免疫力を上げる／高める」「免疫力が低下する」などの表現をよく見聞きしますが、免疫システムは強く働きすぎてもいけませんし、弱すぎてもいけません。常に適切にコントロールされている必要があります。実はこれこそが「真の免疫力」なのだと覚えておいてください。

免疫システムの暴走を防げば重症化も防げる！

今回の新型ウイルスの感染症は全身に悪影響を及ぼすことが分かっていますが（図4）、最

図４　新型ウイルス感染症の主な症状

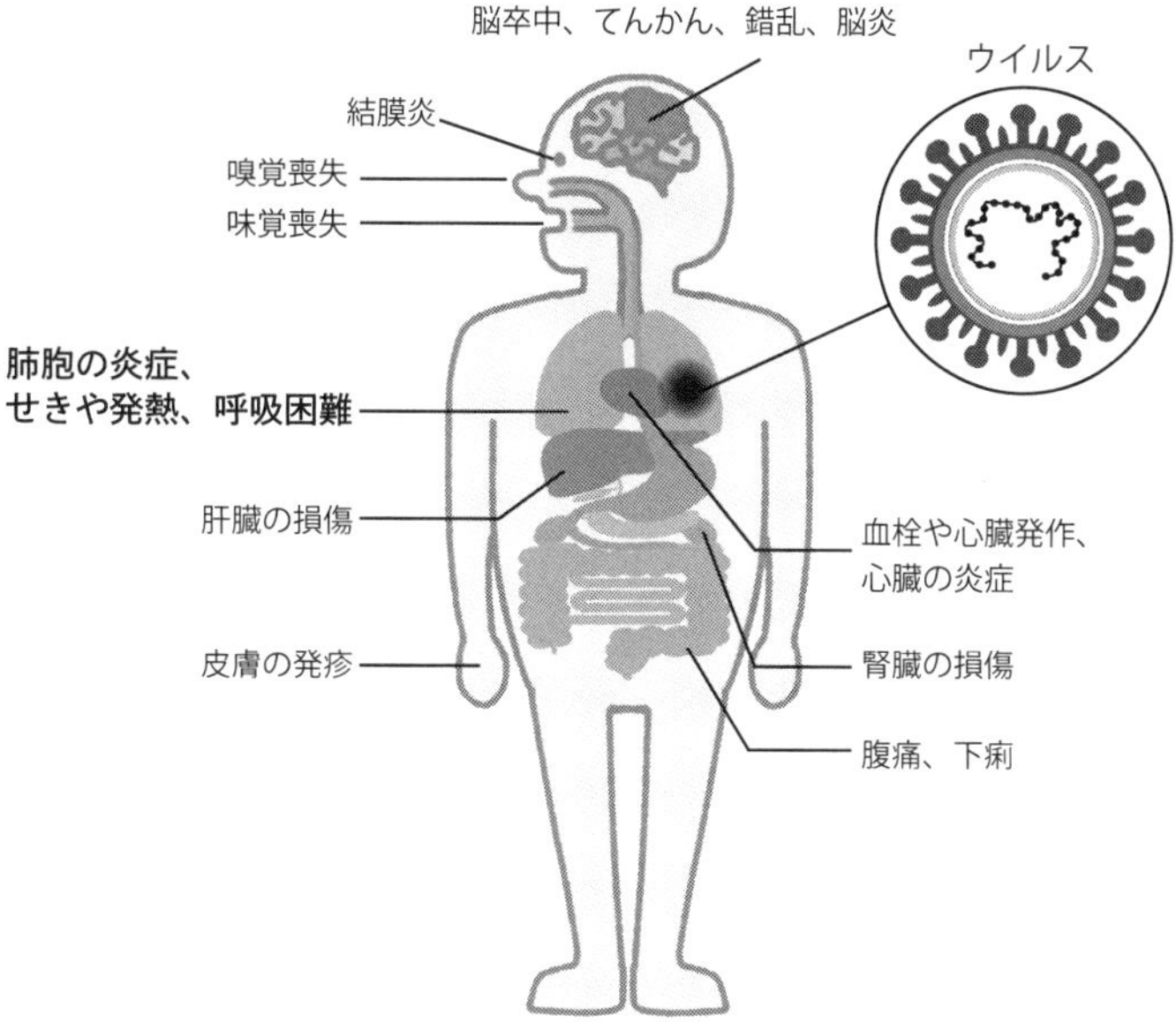

も取りざたされているのは「肺炎」です。そして、この肺炎が重症化することによって命が脅かされるという事態が多発しました。こうした重症化の背景要因には、特定の免疫物質による免疫システムの暴走が疑われています。

　例えばウイルスが私たちの体の細胞に感染すると、感染した細胞からサイトカインという物質群が放出されます。サイトカインの信号によって、T細胞やマクロファージなどの白血球が異常事態を察知し、感染した細胞のもとへと駆けつけるのです。また、サイトカインはこれらの白血球を活性化し、さらにサイトカインを放出するよう促します。

図5　サイトカインストームのイメージ

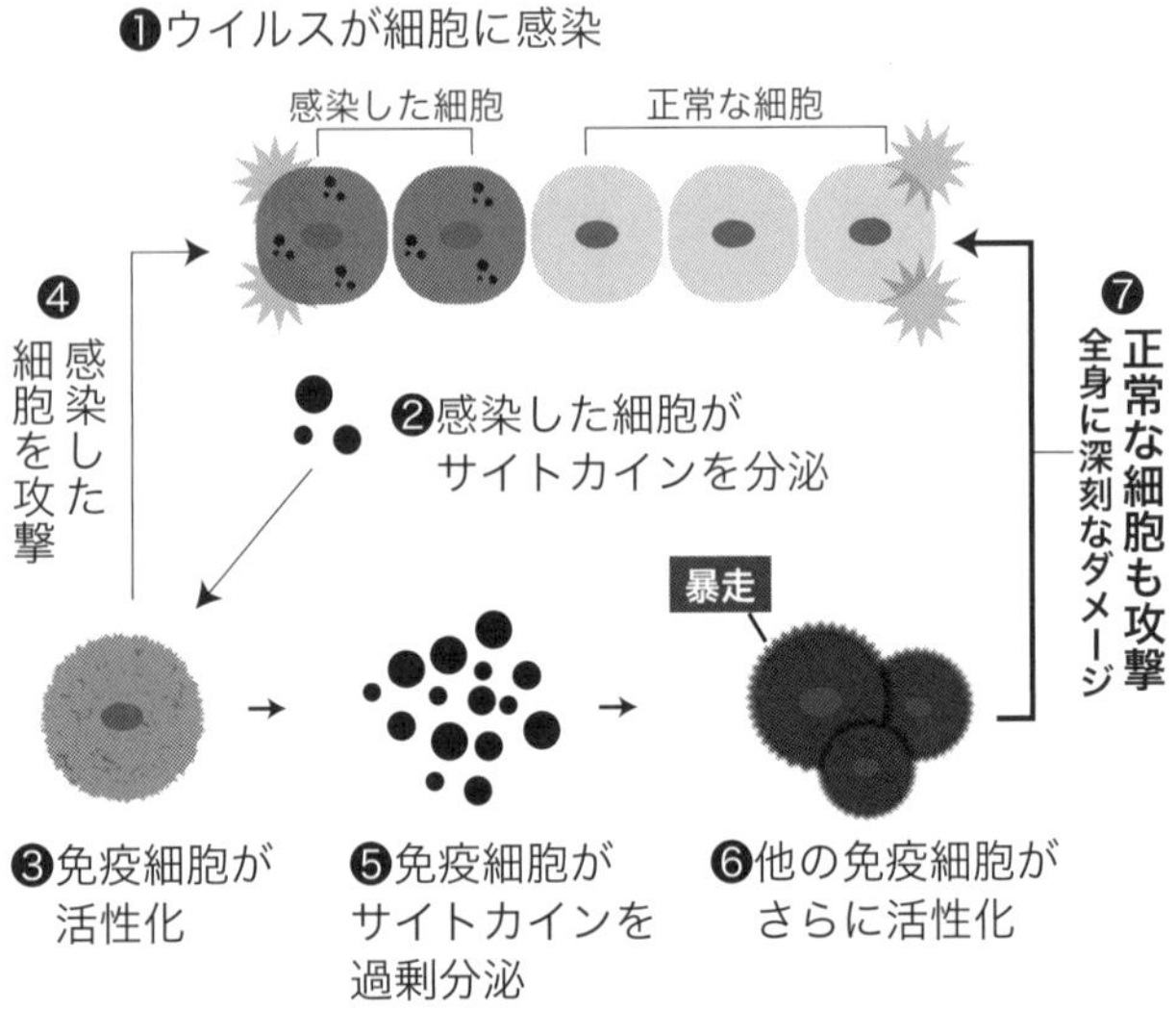
❶ウイルスが細胞に感染
感染した細胞
正常な細胞
❷感染した細胞がサイトカインを分泌
❸免疫細胞が活性化
❹感染した細胞を攻撃
❺免疫細胞がサイトカインを過剰分泌
暴走
❻他の免疫細胞がさらに活性化
❼正常な細胞も攻撃
全身に深刻なダメージ

通常であれば、こうした一連の仕組みは適切にコントロールされていますが、免疫システムがこれまでに対峙してこなかったような新しい病原体が現れると、その脅威に対して過剰に働く場合があるのではないかと考えられています。その結果、コントロールができなくなって、感染した細胞がある組織や臓器に白血球があふれかえり、そこで活性化するため、特定の組織や臓器に深刻なダメージをこうむってしまうわけです。この現象は「サイトカインストーム」（サイトカインの嵐）とも呼ばれています（**図5**）。サイトカインストームはこの後に何度も登場するキーワードですので、意味も含めてぜひ覚えておいてください。

ここまで、免疫システムに関するいろい

ろな細胞や物質、現象などの名前が登場しました。とはいえ、これはあくまでも基礎にすぎず、実際には免疫システムはもっともっと複雑です。だからこそ、やはり全体的なコントロールが最も重要になってくるのです。

皆さんに知っておいていただきたいポイントは、新型ウイルスそのものが重症化を引き起こしているわけではないという事実です。そして、新型ウイルスに感染すると全員が同じように重症化するというわけではなく、重症化する人もいれば軽症で治まる人もいるという事実です。つまり、サイトカインストームが起こる人と起こらない人がいることになります。この差を生み出すものはいったい何なのか——それがまさしく「真の免疫力」なのです。免疫システムを適切にコントロールできるかどうかにかかっているわけです。

そして、免疫システムの実体は数々の白血球とその活動であり、白血球は全て細胞です。要は、細胞が最善の働きをしてくれるようにすれば、「真の免疫力」が発揮されうるということなのです。

免疫力と「腸」の深い関係——腸管免疫とは

白血球はどんな種類のものであっても、その発端となるのは共通の細胞(造血幹細胞)です。造血幹細胞は主に骨髄でつくられ、その後に枝分かれ(分化)をしながらさまざまな白血球へと変化していきます。ちなみに赤血球も同じ造血幹細胞から枝分かれしたものです。

そんな白血球のなかでも、T細胞は「自分」と「自分ではないもの」を認識する中心的な存在です。T細胞がこのような優れた認識能力を獲得するには、主に前述の胸腺でトレーニングを積まなければなりません。「自分」を受け入れ、「自分ではないもの」を処理するように、ひとつひとつのT細胞にプログラムされていくのです。

そして、T細胞の全てが胸腺でのトレーニングに合格するわけではなく、プログラミングが不完全なT細胞はそこで脱落していきます。つまり、胸腺でのトレーニングに合格した「優等生」のT細胞だけが、晴れて血液やリンパ液に送り出され、与えられた任務を遂行するというわけです。

このように、免疫といえば何かと胸腺が注目されがちなのですが、そんな胸腺と同じくらい免疫の鍵を握っているのが「腸」です。

皆さんは「腸内環境を整えて免疫力アップ！」などのフレーズを一度は見聞きしたことがあるのではないかと思います。「腸管免疫」という言葉もあり、腸と免疫が密接に関連しているのは事実です。しかし、免疫システムに漠然としたイメージを抱いていたとしても、それが腸とどのように関係しているのかということまでは、なかなか知られていないかもしれません。

実は、さまざまな白血球のうちT細胞やB細胞については、製造元である骨髄などを除くと、その半分以上が腸壁や腸粘膜に集中しているほか、免疫物質の多くも腸でつくられるといわれています。その理由はもちろん、腸から病原体や異物が侵入するのを防ぐためです。腸に集まったこれらの白血球は、「自分」と「自分ではないもの」の認識のほか、「仲間」と「仲間ではないもの」の認識も行っていると考えられています。例えば、私たちと共生関係にある腸内細菌は「仲間」、侵入してきた病原性細菌は「仲間ではないもの」と見なし、攻撃や処理の対象であるかどうかを判断しているのです。これらの全てが腸管免疫システムの役割だということです。

前述したように、ウイルスや菌などの病原体、その他の生物、そしてそれらの気配がするものに対し、私たちの体が乗っ取られないように警戒するのが免疫システムの基本です。そう考えれば、食べ物の消化・吸収とは、栄養素を得るだけでなく、得体の知れない〝外敵〟をバラバラにしてやっつけるという、免疫システムの一端を担っていることにもなります。普段、無意識に済ませていることの多い「食べる」という行為は、見方を変えれば他の生物や異物との戦闘シーンでもあるわけです。

そう考えると、これらが体内に侵入する最初の関門ともいうべき腸で免疫システムが強固に作用するのは、半ば当然のことなのかもしれません。だからこそ、腸内環境を良好に保つことが「真の免疫力」にもつながるのです。逆に、腸内環境が悪化すると白血球の判断にも何らかの悪影響を及ぼし、腸管免疫システムに支障をきたす恐れがあります。

世間の「正しく恐れる」に物申す！

ここまで、ウイルスと免疫の基礎知識についてご紹介してきました。ウイルスが生き物ではないことや、免疫力とは免疫システムをコントロールする力であることなどは、皆さんも今まで意識してこなかったかもしれません。

ここからは、「新型ウイルスに恐れおののく必要はない」ということをお伝えしていきたいと思います。そのためには、まず「正しく恐れる」というメディアの表現に苦言を呈しておく必要があります。

この表現は一時期やたらと多用された印象がありますが、そもそも「正しく恐れる」とはいったいどういう意味でしょうか？　明確に説明できる人はいるのでしょうか？

「正しく恐れましょう」と主張している人たちの内容をまとめると、どうやら、「日々の手洗いやうがい、マスクの着用、３密（密閉・密集・密接）を避けることで健康管理と予防を十分に行い、ワクチンや治療薬などを使いながら感染症と上手に付き合っていくこと」のようです。

実際、メディアに登場する専門家と称する人たちは、判を押したかのようにこれらのことばかり言及しています。ちなみに結論だけ先に言っておくと、これらは全て最優先で行うべきことではありませんし、多くの問題もはらんでいます。

正直なところ、「正しく恐れる」という言葉が独り歩きして、全く実体を伴っていないという印象です。言葉の定義もされていませんし、抽象的で精神論的です。第2章でもふれますが「バランスよく食べる」と同じくらい、あいまいだったり中身がなかったり、誤解を招いたりする表現だと思います。その言葉を使いさえすれば、言ったほうも言われたほうも何となく分かったようなつもりになる――私はむしろ非常に危険な言葉だと思います。

それに、「どの都道府県で何人が新たに感染して何人が死亡した」「さっきまで会話ができていたのに急に人工呼吸器が必要になった」「自宅待機していた軽症者が自宅で亡くなっていた」「検査で陰性だったはずの人が今度は陽性になった」、あるいは「スーパーやドラッグストアで特定の商品が手に入らなくなった」などの報道を通じて、人々の恐怖や不安をさんざん煽っておいて、「正しく恐れましょう」などとしたり顔でコメントするなど、メディアは人々の心をもてあそんでいるかのようです。

新型ウイルスに対する恐怖や不安は、「自分や周りの人が報道と同じ目にあうかもしれない」という心理から生まれるものです。そしておそらく、正しくない恐れ方というのは、パニックや買い占め、誹謗中傷などを指すのだと思いますが、それをやめて正しく恐れようというのなら、その根拠になるような知識や考え方について、もっとイメージしやすい情報を提供する必要があるように思います。

そのために行うべきなのが「相手の存在を認める」ことです。

ヒトの体には常在菌と共に常在ウイルスも住んでいる

私たちの体は、おそらく皆さんが思っている以上に「微生物まみれ」です。普段からどんなに清潔を心がけている人でも、無数の生き物と共に日々の生活を送っています。

例えば、腸内フローラという言葉が市民権を得てきているように、腸内にはたくさんの菌類が住み着いています。その数は、私たちの体を構成する細胞の数（数十兆個）をはるかに上回り、実に1000兆個にも及びます。さらに、皮膚には1兆個以上の常在菌がいるといわれていますし、口の中（口腔）にも数千億個の菌がひしめきあっています。また、鼻の中（鼻腔）や泌尿器・生殖器、さらには目の表面にまで常在菌が確認されているのです。これらは一方的に寄生しているわけではなく、私たち人間と共生関係にあります。要するに、お互いの存在がないと生きていけないという、ギブ&テイクの関係が成り立っているわけです。

そして実は、ウイルスも住んでいます。それは、例えば口唇ヘルペスや帯状疱疹を発症するようなウイルス（潜伏感染）のことを言っているのではありません。常在菌と同じように、私たちと共生関係を築いているウイルスがいるのです。

例えば、健康な人の腸には多くのウイルスが住み着いていることが分かってきています。厳密には、その大半は腸内細菌に住み着いているのですが、腸に直接住み着くウイルスも見つかってきています。そして、宿主《しゅくしゅ》（共生相手）の腸内にいる特定のウイルスが、宿主に対して有益な影響をもたらしていることがマウスの実験で示されています。具体的には、腸のダメージやリンパ球の異常を回復することや、抗生物質による悪影響を解消したりすることが報告されているのです。

皮膚の常在ウイルスについても研究が行われています。健康な男女を対象に、体のさまざまな部位の皮膚を調べたところ、これまでに知られていなかった常在ウイルスが数多く確認され、皮膚の部位によって種類や数も異なっていたのです。また、皮膚の常在菌を介して、皮膚の健康状態に間接的な影響を及ぼしていることも推測されています。

「ウイルスは生き物ではない」と言っておきながら「ウイルスが住んでいる」「共生関係にある」などと表現するのはいささか矛盾するようではありますが、とにかく私たちの体には、さまざまな菌類と共にさまざまなウイルスも常在しているのだということを覚えておいてください。

妊娠・出産できるのはウイルスのおかげ⁉

生まれたばかりの赤ん坊の腸にも、種々の細菌の生態系（腸内フローラ）と共に種々のウイルスの生態系も存在することが示されています。しかも、腸内細菌に感染するウイルスが最初に増殖し、多様化していくものの、細菌を感染しつくすにつれてウイルスも急速に減少していき、最終的には細菌が再び繁栄・定住していくというような、勢力図の変化がみられるといいます。まるで、野生動物のドキュメンタリーをも彷彿とさせる弱肉強食の世界が、私たちの腸内で繰り広げられているわけです。

そんなウイルスは、誕生直後にだけ関与しているわけではありません。ウイルスが免疫システムの包囲網をかいくぐって増殖（感染）した際に、ウイルスの持つ「免疫抑制遺伝子」を私たち人間などの哺乳類の細胞が拝借し、それを上手に活用してつくられていったのが、なんと「妊娠」というメカニズムなのではないかという、実に興味深い説があるのです。

つまり、この遺伝子を獲得したことによって胎盤が発達し、「自分ではないもの」に対して攻撃を仕掛ける免疫システムから、「自分ではないもの」である我が子を「自分」であるかのように保護しながら、お腹の中で一定の大きさまで育ててから出産する……という高度な仕組みができ上がったのではないかと考えられています。これにより、それまで余儀なくされていた産卵後の定住（抱卵）から解放された哺乳類は、自由に移動しながら子孫を増やせるようになったというわけです。いわば、ウイルスは生物の進化にも大きく貢献していたことになります。

　また、妊娠ということでは、実は受精時にもウイルスが貢献している可能性さえあります。卵子にとって精子は「自分ではないもの」ですから、受精の際、本来であれば精子の侵入を防ごうと免疫システムが働いてもおかしくありません。しかしこれも、ウイルス由来の巧妙な遺伝子のおかげで、自分とは別の生物である精子という存在を、卵子がスムーズに受け入れる仕組みが成り立っているといわれているのです。さらには妊娠以外にも、ヒトの長期記憶などにもウイルス由来の遺伝子が関連しているのではないかと推測されています。

　いかがでしょうか？　これぞ持ちつ持たれつ、ウイルスとのギブ&テイクの骨頂ではないでしょうか？　物事は何においても一概に善悪の二択で判断すべきではないのだということを、こんなところからも再認識していただけるのではないかと思います。皆さんのお子さんやお孫さん、そして皆さん自身も、ウイルスのおかげでこの世に生を受けたのかもしれないと思うと、生命の神秘を改めて感じることでしょう。

　他にも、私たちヒトを含めた哺乳類は、自分にとって都合のよい機能を持つウイルスが入り込んでくると、それを積極的に活用しています。現に、こうしたウイルスの痕跡はヒトの全遺伝情報（ゲノム）の中に大量に存在し、なんとゲノム全体の半分近くにみられるともいわれているのです。また、ウイルスによってはエンベロープと呼ばれる脂質の膜、いわば細胞膜ならぬ「ウイルス膜」を持つ種類があり、今回の新型ウイルスもこれに該当するのですが、その実体は、ヒトなど宿主の細胞膜を失敬したものなのです。実際、ウイルス膜はリン脂質とタンパク質でできており、このあたりは細胞膜と全く同じです。このような膜を持つことによって、宿主に侵入しやすくしているというわけです。

まさにヒトとウイルスの間でギブ&テイクが成り立っているのがよく分かります。皆さんは、ウイルスに対する見方がだいぶ変わってきたのではないでしょうか?

ウイルスは「放浪中の細胞の部品」という可能性も

今回の新型ウイルスは、私たちに次々と一方的に襲いかかってくる、未知のテロリスト集団のように受け止められ、しかも目に見えないということで、余計に世間の恐怖感や不安感を増幅しているように思います。ここで少し冷静になって考えてみましょう。

ウイルスが私たちの体の細胞表面に吸着する時には、細胞表面の受容体に結合します(図6)。例えば今回の新型ウイルスの場合、血圧の調節にかかわる受容体を利用するのですが、新型ウイルスの表面にあるタンパク質の突起は、この受容体とぴったり合うのです。これは偶然でしょうか? あるいは、ぴったり合うようにウイルスが進化したのでしょうか?

図６　新型ウイルスは細胞の受容体に結合する

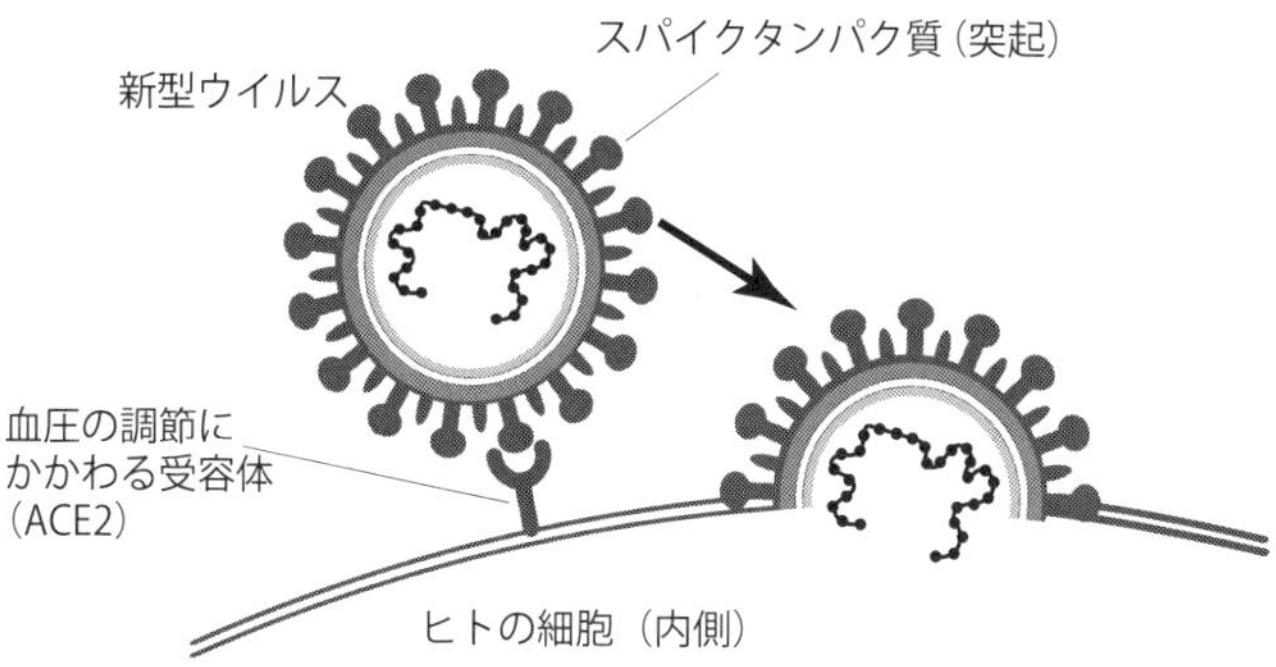

また、人間の細胞の膜に存在するタンパク質分解酵素が、吸着したウイルスの突起の一部を切断すると、その部分がウイルスの膜と人間の細胞膜を融合させて細胞内に入り込みます。これは、細胞外の物質を細胞内に取り込むための仕組み（エンドサイトーシス）そのものです。それはあたかも、人間の細胞がウイルスの侵入を積極的にサポートし、「ようこそ」と迎え入れているかのようにさえ映るのです。

さらに、ウイルスが細胞から出るときも、細胞内で合成された物質が細胞外に分泌される際の仕組み（エキソサイトーシス）が利用されます。これも、まるで細胞がウイルスの放出を「さあ行っておいで」とサポートしているかのようなのです。

ウイルスがこの世に、いつ、どのようにして出現したのかについては諸説ありますが、現時点で最も有力なのは「生物の一部だった説」です。つまり、生物の体を構成していた細胞の中から遺伝物質の一部が外へ飛び出して、そのまま環境中をさまよっているという考え方です。ということは、ウイルスはもともと私たち生物の構成成分だったということになります。新型ウイルスの突起が、細胞表面の特定の受容体とぴったり合うのも、これならうなずけます。ちなみに、この受容体は人間だけでなく他の動物にも存在します。

さながら、放浪の旅の途中で私たちの体に立ち寄り、金品を物色しては再び旅に出るというイメージでしょうか。そしてその時、私たちの体の細胞はウイルスを突っぱねることなく、よく戻ってきたとばかりに招き入れ、多少の損害や不利益には目をつぶって、じゃあ元気でなとばかりに送り出すのではないか……。

では、いったいなぜ、細胞はウイルスを拒絶せずに受け入れてしまうのでしょうか？　そのヒントとなるのが、先ほどご紹介した「妊娠」のメカニズムとのかかわりです。抱卵から解放されて、自由に移動しながら子孫を増やせるように哺乳類が進化したのはウイルスのおかげだと考えれば、ウイルスは生物の進化を横断的に加速させるための手段として、生物自身が意図的に生み出した存在なのかもしれないと推測できるわけです。それは前述の「受精」や「記憶」にも同じことが言えます。

さらに言えば、ウイルスが私たちの健康を脅かすのも「必然」なのかもしれません。免疫システムが新たな病原体と対峙し、うまく対応できればその生物は生き残ってさらに繁栄し、対応できなければ滅びてしまいますが、これは大局的に捉えれば、地球上の生態系を築く全ての生物にとって宿命とも言えます。この点においても、ウイルスは生物の進化に貢献していると解釈することもできるわけです。

打ち勝つべき相手はウイルスではなくパニック

ここまでお読みになった皆さんは、ウイルスに対する漠然とした恐怖感がかなり和らいできたのではないでしょうか？　とはいえ、今回の新型ウイルスに関しては話が別だと思っているかもしれません。あるいは、「感染力が強く、健康な若い人でも重症化したり亡くなったりしているのに、〝恐れおののく必要はない〟なんて無責任だ！」などと憤慨している人さえいるかもしれません。

では、思いもかけず重症化したり亡くなったりしている人たちは、果たして本当に健康だったのでしょうか？　単に若いというだけで、持病がないというだけで、その人は健康だったと断言できるでしょうか？　むしろ、単に明確な診断を受けていなかっただけで、すでに病気だったのではないでしょうか？　あるいは病気とまでは言わないまでも、ウイルスに付け入る隙を与えるような不健康な体だったのではないでしょうか？

私たちは今や、健康の定義について、改めて見直すべきではないでしょうか？

また、今回の新型ウイルスに関するメディアの報道や政府の対応に対し「パニックというウイルスを蔓延させた」などと訳知り顔で言う人もいました。ある意味では言い得て妙だと思います。現に、社会が大混乱に陥り、多くの人々の生活が困窮し、今後の経済活動にも多大な影響を及ぼし続けることは必至です。だからこそ、物事や情報を的確に判断し、自ら行動する力を磨くのは非常に重要です。しかし一方で、世の中をすぐに変えることはできませんし、パニックに陥る人たちをただひたすら見下したり批判し続けたりするのも、いい大人のやることではありません。少なくとも、新型ウイルス対策には何の役にも立ちません。

私たちが何よりもまず行うべきは、新型ウイルスに感染しないような体をつくることと、感染したとしても重症化しないような体をつくることです。その上で、ウイルスに打ち勝とうとするのではなくパニックに打ち勝って、自分で自分の身を守るのです。

ウイルスとも仲良く暮らしていこう

そのためには、「ウイルスとも仲良く暮らしていく」という考え方が、非常に重要なポイントになります。ウイルスを過度に恐れ、敵対し続ける限りは、有効な対策を講じることはできません。換言すれば、敵視するから怖くなるのです。要は、ウイルスとうまく駆け引きしながら共生していけばいいのです。

まずは、敵／味方の両極端な考え方から卒業しましょう。ウイルスの恩恵を受けている側面も大いにありうることや、ウイルスが自分の細胞の一部分だったかもしれないことに思いを馳せましょう。これらは、新型ウイルスだから例外というわけではありませんし、ひょっとすると、新型ウイルスの感染にも何らかのメリットがあるかもしれません。

仮に新型ウイルスが「人造」であり、ウイルスの拡散が「人為的」であったとしても、やはり考え方は同じです。「真の免疫力」を身につけつつ、仲良く暮らしていくべきなのです。これが「新型ウイルスに恐れおののく必要はない」と前述したことの真意です。

マスクをつけ、ソーシャルディスタンスを心がけ、手洗いを徹底し、手でふれるものは消毒液で拭き取り、そして3密を避ける……。こうした行為が無意味だとは思いませんし、高リスクの人たちの健康や命を守るためには、ある程度は役に立つと思います。私が言いたいのは、それよりも先に行うべきことがあるということと、いくらこれらを忠実に実践したところで、ウイルスと無縁の生活を送ることはできないということです。

私たちの生活からウイルスを根絶したり撲滅したりすることはできません。例えば、今回の新型ウイルスはコウモリが由来だといわれていますが、コウモリ以外にも多くの野生動物がそれぞれに固有のウイルスを持っているだろうと考えられます。そのため、私たちが現時点で認識しているウイルスの種類など氷山の一角にすぎないでしょう。それに、ウイルスに関しては分かっていないことがまだまだたくさんあります。

だからこそ、もぐらたたきやいたちごっこのような対応はきりがありませんし、ナンセンスだといっても過言ではありません。ウイルスを制圧しようと考えるのではなく、ウイルスと共に、自然と共に暮らしていくのが、現代に生きる私たちのあるべき姿なのです。

第2章

異常事態の時こそ、物事の本質を鋭く見極めよう

緑茶に関する投稿をフェイスブックに削除された

この章では、コロナ禍で浮き彫りになった世の中の数々の不条理を紹介すると共に、物事を見極める判断力を磨く必要性について具体例を挙げながら説明し、最終的には「自分の身は自分で守るしかない」ということを皆さんにお伝えしていきたいと思います。

まずは、とある「事件」からお話しすることにしましょう。

本書では、私がこれまでにフェイスブックを通じて発信してきた情報を中心に、新型ウイルス対策としての食習慣と生活習慣の重要なポイントを皆さんに伝授していくわけですが、実は、第4章で紹介する「緑茶」を推奨した投稿について、《この投稿は身体的危害につながる偽情報に関するFacebookコミュニティ規定に違反しています》という理由で、なんとフェイスブック側（フェイスブック社）によって強引に削除されてしまったのです。

フェイスブック社が主張するコミュニティ規定とは、《Facebookは、身体的危害につながる偽情報によって利用者がFacebookで不安を感じることがないよう、これらの規定を設けています》ということのようです。ではいったい、「緑茶を飲んでください」という記事の、何が「身体的危害につながる」というのでしょうか？　「緑茶が新型ウイルス対策に有効」という研究論文に基づく内容の、どこが「偽情報」だというのでしょうか？

規定の詳細をさらに読んでみると、次のようなことが書かれています。

《Facebookでは、暴力や扇動につながる偽情報を禁止しています。場合によっては、これには、病気の治療法または予防法について人々に誤解を与える可能性がある、または人々に医療を求めることを思いとどまらせる可能性があると、定評のある保健機関が判断した情報が含まれます。新型コロナウイルス（COVID-19）に関する信頼性の高い最新情報は、世界保健機関（WHO）から入手できます》

ずばり、突っ込みどころがたくさんあります。まずは「病気の治療法または予防法について人々に誤解を与える可能性がある」というくだりは、むしろフェイスブック社の削除行為のほうではないのでしょうか？　投稿者側との建設的な議論を経て削除に至ったということであればまだ理解できますが、こちらの見解や意見を伝える機会すら与えられず、一方的に削除したわけですから、これはもはや言論統制の様相を呈しています。

次に、「人々に医療を求めることを思いとどまらせる可能性がある」についてですが、今回の新型ウイルスに感染した疑いがある場合でも、まずは自宅待機が勧められていました。要は、たとえ私たちが医療を求めても医療機関を受診できない状況だったわけです。このことをふまえると、「緑茶を飲みましょう」という私の投稿は、この既定には全く当てはまらないのではないのでしょうか？　むしろ「自宅待機」のほうが、「人々に医療を求めることを思いとどまらせる可能性」は大いに高かったのではないでしょうか？

そして、「信頼性の高い最新情報は、世界保健機関（ＷＨＯ）から入手できます」について。日本の緑茶に関する最新情報を、スイスに本部を置くＷＨＯが果たしてどこまで知っているというのでしょうか？　信頼性ということでは、すっかり有名人になってしまった事務局長の一連の言動によって、「定評のある」どころか、むしろＷＨＯの評価はガタ落ちなのではないでしょうか？

「信頼性」について考えさせられる対照的な出来事

一方で、新型ウイルス感染症の治療薬として、政府が承認に向けて妙に力を入れていた「アビガン」（ファビピラビル）をはじめ、「プラケニル」（ヒドロキシクロロキン）、「カレトラ」（ロピナビル、リトナビル）、「オンパットロ」（パチシラン）などの医薬品は、いずれもその危険な副作用を看過・隠蔽するかのように臨床試験や認可を急ぎ、国民に期待を持たせようとしているかのようでした。この行為の、どこが「信頼性の高い最新情報」なのでしょうか？　むしろ厚生労働省のフェイスブックこそ、コミュニティ規定に違反する投稿に満ち満ちており、すぐさま削除すべきではないでしょうか？

私の投稿を一方的に削除したフェイスブック社の担当者には、私からのこれらの質問にしっかりと答えてもらいたいと思います。削除後すぐにこのような反論の投稿も行ったのですが、本書を執筆している2020年8月現在で、フェイスブック社からは何の反応・回答もありません。ちなみに反論の投稿は削除されていませんので、おそらく何か思うところはあったのでしょう。

私個人としては、自分の投稿が一方的に削除されたことが非常に不愉快であるのはもちろんですが、それ以上に、日本社会にはびこる何とも言えない不気味さを強く感じました。前述のように、ある種の言論統制的な空気を感じずにはいられなかったのです。

その一方で、日本各地の製茶メーカーから私に問い合わせがありました。削除される前に私の投稿記事を目にした方々からの、資料として使わせてほしいという趣旨の依頼でした。私はその全てを快く承諾しました。すると後日、福岡の製茶メーカーが顧客向けのダイレクトメールに封入しているとのことで、現物の資料と共にお礼の手紙を送ってきてくれたのです。

私は別に、このメーカーと何のかかわりもありませんし、売名のつもりも全くありませんでした。むしろ、こうした情報の意味を分かってくれる人がいるなら、そしてその人たちのサポートになるなら、喜んで使ってほしいと思ったのです。それに、思わぬ形で「幻の投稿」が復活したわけですから、私としては嬉しくないわけがありません。そして同時に、「信頼性」とはいったい何なのだろうかと、深く考えさせられる機会にもなりました。

緑茶の話で思い出したのが、ある自治体での取り組みです。お茶どころとして有名な静岡県島田市では、水道の蛇口をひねるとなんと緑茶が出てくるという小学校や中学校がいくつかあるそうです。子どもの頃から緑茶に親しむ環境を整え、緑茶の需要拡大や茶業の振興につなげることを目的に、２００６年頃から行われているようです。

この給茶機を導入して以降、インフルエンザによる学級閉鎖はないとのことです。また、児童や生徒、教職員があまり風邪をひかなくなったほか、２００９年に新型インフルエンザが世界的に大流行した際も、これらの学校では感染が確認されなかったといいます。

この給茶機では粉末緑茶を水に溶かして冷茶として提供しているようですので、第4章でお伝えする、緑茶の有効成分を効率よく摂取する方法にもぴったり当てはまります。結果的に、子どもたちや教職員の新型ウイルス対策にも大きく貢献しているはずです。

全国の学校にマスクを配布するのではなく、島田市の取り組みのように、蛇口から緑茶の出る装置を一斉導入するのに血税を使ってほしかったと、私は心から思います。新型ウイルスを怖がって騒ぎ立てることに終始するのではなく、緑茶のように「盾」となるものを知り、それをしっかり活用することが非常に重要です。

日本人の低死亡率の理由は「先進国だから」ではない！

52ページの世界地図は、今回の新型ウイルス感染症における「人口１００万人あたりの死亡者数」を国別に集計し、段階的に色分けされたものです。濃い色で表示されている国ほど死亡率が高いことを意味しています（図7）。

日本の場合、2020年8月現在でもかなり低い割合で推移していますが、フランスやイタリア、スペイン、イギリス、スウェーデンなどでは日本の何十倍もの高い死亡率になっています。なぜ、国によってこれほどまで異なっているのでしょうか？　日本はなぜ世界的にみても死亡率が低いのでしょうか？　これは、誰もが疑問に思うことであって、その答えこそが、最善の新型ウイルス対策になるはずです。ここでその理由をじっくり検証してみることにしましょう。

日本での死亡率が桁違いに低いのは、日本の医薬品が優れているからでしょうか？

これは、明らかに「NO」と言えます。新型ウイルスの治療薬は今のところ存在しないからです。また、後述するような市販の解熱剤（抗炎症薬）でさえも、新型ウイルスの感染時には死亡リスクを高めることになります。これらの事実は、少なくとも新型ウイルスに対しては、今後も医薬品に期待・依存しないほうがよいということを意味するものです。

あるいは、日本には優れた人工呼吸器や人工心肺装置があるからでしょうか？

これも違うでしょう。少なくとも、人工呼吸器や人工心肺装置が必要な段階にまで重症化した場合は、救命技術の国家間の差異はそれほど大きくはないと考えられます。他の病気の場合

図７　新型ウイルス感染症における
世界各国の死亡者数（人口 100 万人あたり）

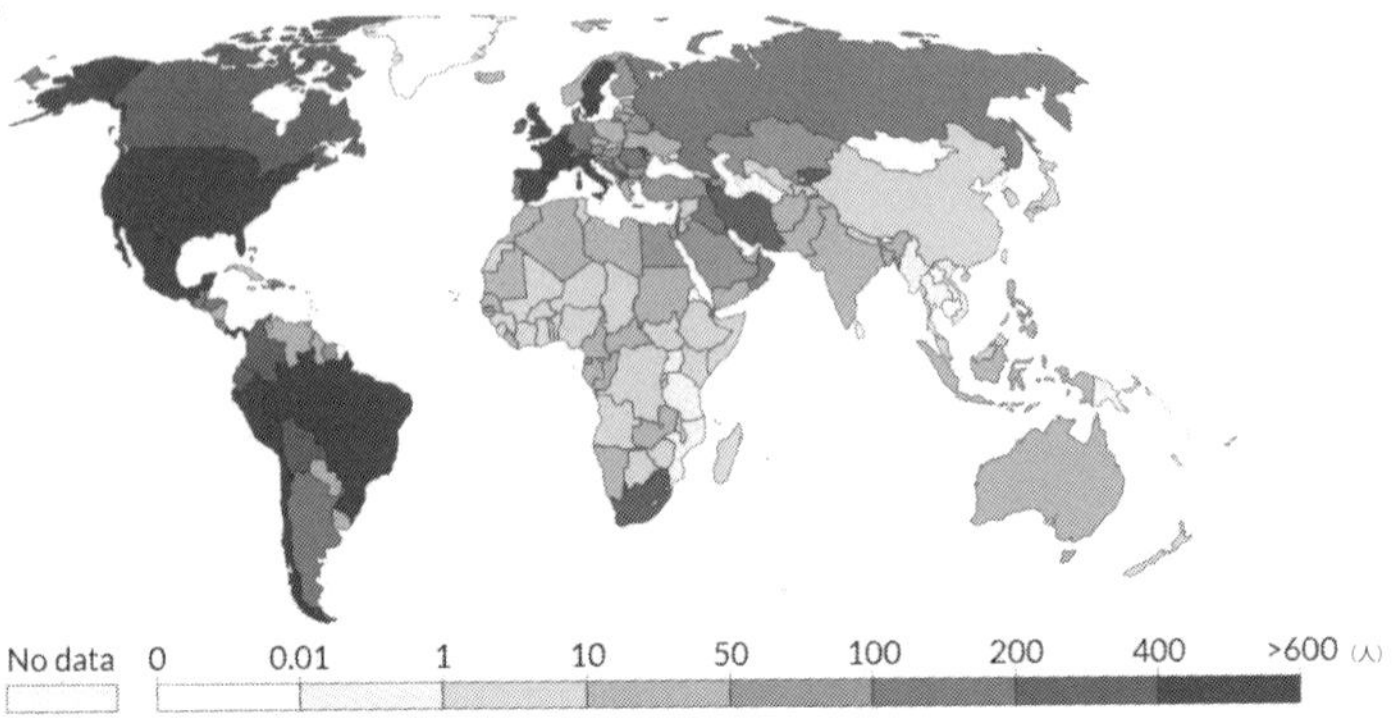

出典：OurWorldinData ホームページ（2020 年 8 月現在）

には、高水準の設備を揃えたＩＣＵ（集中治療室）によって助かる命は多いかもしれませんが、少なくとも今回の新型ウイルス感染症に関しては、重症患者の命を救う決定的な手段にはなっていないということです。

では、日本は消毒や衛生管理が行き届いているからでしょうか？

日本国内でも、やはり都市部ほど死亡率が高まります。また、世界最高レベルの感染症対策を行っている病院でさえ、新型ウイルス感染のクラスター（感染者集団）が発生しています。ということは、消毒や衛生管理もあまり関係なさそうです。

日本は政府や行政の対応が適切だったからでしょうか？

これは、感染の拡大には何らかの影響があるかもしれませんが、たとえ対応が適切であったとしても死亡率の低さとは別問題であると考えられます。ましてや、日本の場合は対応が後手後手に回っている感が否めないのは、皆さんもお察しのとおりです。

ここまでに挙げた要因――医薬品、医療機器、衛生管理、行政当局の対応――は、いずれもいわゆる「近代文明」によってつくり出されたり成り立ったりしているものです。もちろん、これらの開発や発展に携わってきた人々には敬意を表さなければなりませんが、いかんせん、新型ウイルス対策においては特に、これらを通じてはことごとく結果が出ていないのです。日本における死亡率が桁違いに低いのは、残念ながら、これらが優れているからではないと言えます。要するに、「日本が先進国だから」という理由ではないということです。

日本古来の食べ方や暮らし方に目を向けてみる

日本における死亡率が桁違いに低いのは、高齢者が少ないからでしょうか?

これも違います。日本は世界でも屈指の少子高齢社会です。核家族化によって高齢者と若い世代との接触が比較的少ないことが、部分的には功を奏しているかもしれません。しかしそれはあくまでも偶発的なものですし、核家族化は決して社会の理想像ではありません。3密を防いでソーシャルディスタンスを保つための理想は、都市化を避け、人口の密集地をつくらず、多種類の植物に囲まれた地域に風通しのよい日本家屋を建て、自然に抱かれながら生活することです。例えば、「ポツンと一軒家」で自給自足を営んでいれば、新型ウイルスとはほぼ無縁の生活になるでしょう。

このため、自然界にいる多種類の微生物やウイルスと仲良く暮らすことが、免疫システムに適度な緊張感を与え、普段から自然免疫（人に生まれつき備わっている免疫機構）を高めておく上でのポイントです。都市化は、微生物やウイルスを遠ざけ、病原体を過度に敵視し、消毒という「身体的危害につながる偽情報」を世間に盲信・習慣化させることになります。

日本人は遺伝的に新型ウイルスへの抵抗力が高いのでしょうか？

これはあり得るかもしれません。ただしここでは、日本人と欧米人では生まれ持ったＤＮＡ配列が異なるということが言いたいのではなく、有利に働く遺伝子がどれぐらい発現しているか（スイッチがＯＮになっているか）がポイントです。これは、先天的な要素ではなく後天的な要素、いわゆるエピジェネティックな変化が大きなウェイトを占めています。そのため、食習慣や生活習慣が大きくかかわっていると考えなければなりません。そして、日本人の食習慣や生活習慣がウイルスへの抵抗力を後天的に高め、新型ウイルスによる重症化を防いだのだと考えられるわけです。

それは、この後の第３章と第４章でお伝えすることに集約されています。

例えば、緑茶を飲む習慣によって強力な抗ウイルス効果を手にしてきたこと。日本の伝統的な食事を構成している、穀物や豆類、野菜、果物、種実類、キノコ類、海藻類といった植物性食品、さらには味噌や納豆、漬物、醤油などの植物性発酵食品が、抗酸化力や抗炎症力、免疫力を存分にサポートしてきたこと。水や空気といった生命の根幹になるものも、豊かな自然環境によって無理なく手に入れてきたこと……。今の日本は食習慣や生活習慣がことごとく欧米化してしまっているとはいえ、いわばその「名残」――こうしたエピジェネティックな要因の数々――が、かろうじて、新型ウイルスによる重症化を多方面から防いでくれているのです。

このように、いわゆる近代文明によってつくられたり成り立ったりしている物事は、新型ウイルスに対してはほとんど無力であることが分かります。詳細は後述しますが、間違っても、〝夢の治療薬〟を求めるようなことをしてはいけません。世間で盛んに取りざたされている新薬やワクチンへの待望論は、「暴力」や「扇動」にすぎません。

今こそ、私たちは考え方を180度変えるべき時です。日本人の低死亡率に寄与していると考えられる数々の要因や背景にしっかり目を向け、今一度、私たちの本来あるべき食べ方や生き方を見直し、それらをさらに伸ばしていくという方向性こそが、これからの最善の対策になり得るのだと思います。

健康と栄養の国立研究機関は医療崩壊に加担している！

新型ウイルスの影響によって、医療現場は他の疾患への対応にも支障をきたすようになりました。そのような中で私たちが行うべきは、病院のお世話になるような状況を自らつくらないようにすることです。新型ウイルスに対しては、マスクや手洗い、アルコール消毒、3密を避ける……といったことだけでは不十分です。なぜかと言うと、それより前にやるべきことがあるからです。「自分の体を健康にする」という、最も大切なことが抜け落ちているからです。

そして、「自分の体を健康にする」ことを阻んでいる最大の障壁は、「医学的根拠がない」、あるいは「デマだ」などと言って、緑茶の効用を全否定したり、健康効果が期待できるその他の食品を絶対に認めようとしなかったりすることです。

例えば、本書で紹介する情報のうち、新型ウイルス対策に関連するものについては該当の研究論文の出典（注釈）を併記するようにしました。なかには学術誌に掲載される前のもので、査読（掲載に値するかどうかの審査）を経ていない研究結果もありますが、その場合は出典にその旨（preprint）を書いていますし、だからといって「根拠がない」と切り捨ててしまうのも、むしろナンセンスだと思います。そもそも、今回の新型ウイルス感染症が世界的に流行し始めたのはつい最近の話であり、研究も現在進行形であるのはやむを得ないわけですから、そうしたことをふまえつつ、大いに示唆的で参考になると思った情報を紹介しているわけです。

そして最終的に、それを参考にするかしないかを判断するのは皆さん自身です。

逆に言えば、世界を見渡すと、新型ウイルス対策に役立つ「食べ方」や「生き方」に関する情報がこれほどまでに配信されているのに、日本では全くと言っていいほど報じられていません。こんなところにも「言論統制」の風潮を感じてしまうわけです。

それだけではありません。国立健康・栄養研究所は、「新型コロナウイルス感染予防によいと話題になっている食品・素材について」と題し、ホームページ上で情報提供を行っているのですが、そのことごとくに対して「現時点で、新型コロナウイルスに対する効果を示した食品・素材の情報は見当たりません」と切り捨ててしまっているのです。ちなみにそこには、第3章や第4章でお伝えする有用な栄養素や食品（ビタミンD、亜鉛、緑茶、納豆など）も含まれています。国立機関であれば、こうした情報を知らないはずがありません。

このことは、「注意！」「根拠なし」「国立健康・栄養研究所が呼びかけ」などとメディアでも報じられました。さらに、このホームページでは新型ウイルス対策のポイントに、「栄養バランスに気をつけましょう」などというあいまいな表現を用いつつ、▽主食（ごはん、パン、麺）、▽副菜（野菜、きのこ、いも、海藻料理）、▽主菜（肉、魚、卵、大豆料理）、▽牛乳・乳製品、▽果物……をまんべんなく食べるよう推奨しています。しかもそこには、お決まりの「食事バランスガイド」（厚生労働省と農林水産省が作成した食事指針）のコマのイラストまで添えてあります。これらの指針がことごとく問題だらけであり、むしろ健康を害することについては、私の著書『超人をつくるアスリート飯』（共栄書房）で徹底的に批判しましたので、ここでは割愛します。むしろ、行政というのはこうした場面では縦割りではなくチームワークを発揮できるのだなあと、思わず苦笑いしてしまいました。

いずれにせよ、このホームページを閲覧したり、この報道を見聞きしたりした人の多くは、自分で深く考えたり調べたりしようとはせず、与えられた情報を鵜呑みにし、緑茶や納豆を飲んだり食べたりしても無駄だと判断してしまうでしょう。その一方で「バランス」を都合のよい口実としながら、清涼飲料水を飲んだり、ジャンクフードを食べたりすることでしょう。だからこそ、重症化してしまい、医療崩壊を起こすようにまでなってしまうのです。

健康や栄養を専門とする国立機関として、こんなレベルの情報しか発信できないのが恥ずかしくないのでしょうか。意図的に国民を不健康へと導き、意図的に医療崩壊を招こうとしているようにしか思えないような内容であり、これこそ「暴力」や「扇動」に映ります。

メディアは「報告」と「根拠」を混同してはならない

世間では何かにつけて「医学的根拠のない情報」などという表現を使いたがる人がいますが、そもそも、これはいったい何を言おうとしているのでしょうか？

緑茶を例に挙げると、緑茶に含まれるカテキンなどの成分がインフルエンザウイルスに有効であるという論文はすでにたくさんありますし、今回の新型ウイルスに対する不活性化作用を示した研究結果も、第4章でご紹介しています。また、緑茶がさまざまな疾患に有効であることは、何千年も前から確認されてきました。そのような緑茶に対して「医学的根拠がない」などという言葉を用いてしまうのは、もはや冒涜であり無知であるとしか言いようがありません。

あるいは、「そのような研究はあるが、実際にヒトで効果を示した報告はない」といった類の見解も頻繁に見聞きします。これについても、新型ウイルスによる重症化例や死亡例の少ない日本人が、毎日のように緑茶を飲むという「人体実験」を行い、自らの体でその効果を報告しているようなものではないでしょうか。それとも、新型ウイルスの重症患者を対象に、緑茶を飲むグループと飲まないグループに分けて、一定期間の追跡調査を行うべきだということでしょうか？ そして、その調査の結果が出ない限り、緑茶の効果を認めないとでも言い張るつもりなのでしょうか？ そんな悠長なことをしている場合ではありません。

それに、「効果を示した報告はない」に対して「医学的根拠がない」と拡大解釈しているのはなぜでしょうか？ 「報告がない＝根拠がない」と解釈するのは、「聞いたことがないから出まかせだ」と言っているのと同じです。この手の「思考停止」のパターンも、メディアを通じた報道で非常によく見聞きします。本来であれば、専門家や識者と称する人たちは「そのような報告はありません」だけでコメントを終えるのではなく、せめて「そのような報告は今のところ把握していませんので、今後、もっと情報収集に努めなければなりませんし、自分たちも研究していかなければなりません」などと伝えるべきでしょう。

新型ウイルスの被害を防ごうと思うのなら、まずは私たち全員が健康にならなければなりません。しかし、健康になるためにどうすればよいのかについては、現在の医学教育では教えません。病気になった人をどのように治療するかが、医療従事者の主な仕事だからです。だからこそ、大半の医師は「予防が大切」などと知ったようなことを言いながら、手洗いやうがい、マスク、せいぜい「バランスのよい食事」くらいのアドバイスしかできないわけです。

私たちが医療崩壊に加担しないために大切なことは、医療にお世話にならずに済ませることです。「医学的根拠がある・ない」などの議論に終始しているからこそ、医療にお世話にならなければならない段階にまで、一気に進んでしまうのです。

自分で考え、自分で判断することを習慣づけよう

私たちが行うべきは、昔からよいと言われている物事や、直感的によいと感じる物事を、意欲的にやってみることです。そうすれば多くの物事が相まって、心身の健康や抗ウイルス作用に対する相乗効果を生み出すからです。

今は、直接的なエビデンス（根拠や証拠）がどうのこうのと言っている場合ではありません。第3章や第4章でお伝えする数々のポイントを皆さんの実生活に照らし合わせ、できているかどうかを見直し、そしてできる限りのことを実践していくべきなのです。なぜこのことが広く理解されないのかが不思議でなりません。例えば、緑茶を飲むことは、簡単で費用もそれほどかからず、老若男女を問わず誰もがすぐに実践できます。清涼飲料水に費やしているお金を緑茶に回せばいいだけの話です。

消毒や衛生に対する認識もしかりです。第1章でもお伝えしたように、私たちの体を構成している細胞の数（数十兆個）よりも、私たちの体に共生している微生物の数（千兆個）のほうが圧倒的に多く、細胞と共生微生物は免疫システムをはじめ、お互いに持ちつ持たれつの関係性を築いています。そのため、ひょっとすると、新型ウイルスに対抗してくれているのは、細胞よりも共生微生物のほうが割合が大きいかもしれないのです。私たちの体は共生微生物によって守られているからこそ、彼らを養うための食べ方や生き方も重要だということになります。

昔の人は、そんな食べ方や生き方について、今の人よりも経験的によく知っていたように思います。しかし、エビデンスに基づく科学的な思考パターンが重視されるようになると共に、何か特定のひとつの物事に有効性を見出したいとする傾向が強まっていきました。

例えば漢方薬の場合であっても、本来はそこに含まれている種々の成分が相乗的に効果を発揮し、基本的には「人を健康にすることによって病気を治す」という考え方に基づいてアプローチを行います。しかし、現代人には、そのようなアプローチの方法がもどかしく感じられるようになったのでしょう。漢方薬の中から単一の有効成分を単離する動きが盛んになりましたが、取り出された単一成分の大半はあまり効果を発揮してこなかったという、何とも皮肉な経緯があります。

新型ウイルスに対し、私たちは同じ失敗を繰り返してはなりません。今、医療崩壊を防ぎ、重症化を防ぐためには、まずは私たちひとりひとりの健康レベルを向上させることです。そのためには、私たちひとりひとりが自分で考え、自分で判断し、自分で実践していく必要があります。そして、偏向的・扇動的な現代医学や政府、メディアは、私たちに口出しすべきではありませんし、私たちも彼らとは距離を置くべきです。今こそ、自分の身は自分で守っていくという意識改革が非常に大切だと思います。

新型ウイルスの治療薬をめぐるさまざまな不条理

その第一歩となるのが、新型ウイルス対策の切り札として世間では妙に期待されている、治療薬やワクチンに対する意識改革です。まずは治療薬について警告しておきましょう。

連日の報道を通じて、皆さんにもすっかりおなじみになったのではないかと思われるのが、「アビガン」（一般名：ファビピラビル）という医薬品です。アビガンは、細胞内に侵入したウイルスの増殖（複製）を阻害する作用があります。もともとはインフルエンザ薬として日本国内で開発されたもので、日本以外の国では承認されていませんでしたが、今回の新型ウイルスの治療に効果が期待できるのではないかということで、世界的に研究が進められたという経緯があります。

そんなアビガンは、動物実験で胎児に奇形を生じさせる可能性が報告されており、妊婦などへの投与は禁忌となっています。また、この理由から一般には流通していないのですが、将来の新型インフルエンザの流行に備えて政府が備蓄しているのです。こんな恐ろしい背景を、いったいどのくらいの人が認識しているでしょうか。

2020年5月には、新型ウイルスの感染者にアビガンを投与した日本国内の観察研究で、治療効果については「評価できない」という中間報告が発表されました。[1] アビガンの投与から2週間後に、軽症患者の88％、酸素吸入が必要な患者の85％、人工呼吸器などが必要な重症患者の6割に改善がみられたものの、大多数の患者はアビガンを投与しなくても数週間で改善することから、これがアビガンによる効果であるとは断定できないということでした。その一方で、対象となった患者の4分の1に肝機能障害などの副作用がみられたといいます。その後、同年7月の発表でも「有効性に関して有意差はなかった」としています。[2]
レムデシビルという既存の抗ウイルス薬にも注目が集まりました。アビガンとよく似た作用を持っていて、肝機能障害などの副作用も同様なのですが、なぜかこちらは2020年5月、「特例承認制度」により、新型ウイルスへの治療薬として日本で正式に承認されました。しかしその後、この薬の効果が新型ウイルスの抑制には不十分であるほか、致死率も下げないという海外の研究結果が報告されているのです。[3]
「プラケニル」(一般名:ヒドロキシクロロキン)は抗マラリア薬で、海外では関節リウマチなどの自己免疫疾患の治療にも用いられてきました。細胞内でタンパク質分解酵素の働きを低下させることで、免疫システム全体を働きにくくするという、実に恐ろしい作用です。要は、新型ウイルス感染症ではサイトカインストームなどを起こしにくくして重症化を防ぐ目的で期待が寄せられたわけですが、副作用も非常に甚大であり、患者の死亡率を高めうるという報告もあったことから、2020年5月現在、世界全体で臨床試験が中断されています。その後、この薬は予防にも死亡率低下にも効果がないことが次々に報告されました。[4][5] WHOも、今後はこの薬の臨床試験(治験)を行わないと発表するに至ったのです。
皆さんは、もし新型ウイルスに感染したら、「薬があるから大丈夫」と果たして思えるでしょうか? これらの薬のお世話になりたいと思うでしょうか?

ワクチンにも期待しないほうがいい多くの理由

もうひとつのワクチンについても同様です。

ワクチンは、感染症の予防に用いられる医薬品の総称です。ウイルスのワクチンの場合、毒性を弱めたりなくしたりした抗原（特定のウイルスやその成分）を投与することで、白血球がそのウイルス専用の抗体（抗原を認識して結合するタンパク質）をつくり出し、対処できるようにするのが目的です。しかし、ウイルスは常にマイナーチェンジ（変異）しているため、せっかく抗体をつくっても徐々に効かなくなってくるのです。インフルエンザの予防接種を受けているのにインフルエンザにかかってしまう人が少なからずいるのは、まさにこの理由です。要するに、ワクチンにも限度があるということです。

例えば大阪府は、２０２０年４月、新型ウイルス用のワクチンの開発において、府内の学術機関や医療機関と連携協定を締結したことがメディアで報じられました。研究者らは、新型ウイルスの形状だけを真似て毒性は全くないワクチンを開発していると言っていましたが、同時に、開発できたとしてもいつまで使えるかが課題であるともコメントしていました。

つまり、あるタイプのウイルスに効くワクチンが完成した頃には、そのウイルスはすでに別のタイプに変異してしまっている可能性もあるわけです。現に、今回の新型ウイルスも世界全体で数多くの変異が確認されています（詳細は後述します）。そして、いつかは役に立たなくなる（期間限定である）ということを前提にワクチンがつくられているということです。もちろん研究者らも、それを重々承知しています。

それにもかかわらず、一時の報道はワクチン、ワクチンと本当に執拗であったことを覚えています。ワクチンは万能ではないにもかかわらずです。振り返ってみれば、これも「扇動」の一環だったと思わざるを得ません。

そして、ワクチンにも免疫暴走（サイトカインストーム）を引き起こしうるというリスクがついて回ります。これは「抗体依存性感染増強」（ＡＤＥ）と呼ばれる現象で、ウイルスなどから体を守るはずの抗体が白血球などへのウイルスの感染を促進してしまい、ウイルスに感染した白血球が暴走し、あろうことか症状を悪化させてしまうというものです。こういった懸念も、ワクチン開発に時間を要する一因となっています。

この現象の詳細なメカニズムについては、明らかになっていないこともたくさんあるようです。しかしこれまでに、複数のウイルス感染症のワクチンでこの現象が報告されています。そうなってくると、いったい何のための予防接種なのかという話になってきます。本末転倒とはまさにこのことです。

もっと言うと、「ワクチンを注射する」という行為自体もかなり不自然です。今回の新型ウイルスであれば、主に気道表面の粘膜から侵入してくるわけであり、そこから段階を経て免疫システムが作動していくことになります。ところがワクチンを注射するということは、新型ウイルスがいきなり血液中に出現するようなものです。免疫システムは慌てふためき、何とかせねばと暴走してしまうことも容易に想像できます。

であれば、予防という観点からそんなワクチンに依存するのも、やはりおかしいわけです。

ノーリスク・ハイリターンの予防策はいくらでもある

アビガンに関する日本の研究でも報告されていたように、患者の大半はいずれ自力で回復するわけですから、そもそも治療薬を使う必要などないはずです。甚大な副作用のリスクと引き換えにしてまで、回復スピードを上げる必要が果たしてあるのでしょうか？　百歩譲って、たとえこれらの薬で助かる命があったとしても、それを登場させるのは万策尽きた時の最終手段であるべきです。

本書が世に出た時点で、これらの薬やワクチン、あるいは新たな別の候補が日本や世界でどのように位置づけられているかは分かりませんが、皆さんは果たして、いざという時に、こんなものに自分の健康や命さえも全て委ねる気になるでしょうか？　第3章や第4章でお伝えしていく数々の食習慣や生活習慣を実践し、むしろできる限り薬やワクチンのお世話にならないようにしたいと思うのではないでしょうか？

新型ウイルスの治療薬やワクチンを開発している人々にとっては、その薬やワクチンの承認が下りるまではコロナ禍のパニックが収まらないほうがよいと思っているのかもしれませんし、開発や研究に直接かかわっていない製薬業界や医療業界、それらをスポンサーにしているメディアも、同じようなことを思っているのかもしれません。しかし、私たちはそれに翻弄されてしまってはいけません。

メディアに登場する専門家や識者と称する人たち、あるいはテレビ番組の司会者らが異口同音に「治療薬やワクチンの開発が待たれる」とコメントしていますが、その姿はまるで、台本を強制的に読まされているかのようにさえ感じます。不気味としか言いようがありません。せめて一人くらい、「薬やワクチンはあくまでも最終手段であって、国民ひとりひとりの健康レベルを上げることが最大の予防になる」といったコメントをしてもよさそうだと思うのです。

あるいは、こういうコメントをする人が「大人の事情」で除外されているのかもしれません。そんな「大人」たちの金儲けのために国民の健康が犠牲になっているのだとしたら、これ以上の不条理がいったいどこにあるでしょうか？

ちなみに、「医療従事者に感謝しよう」といったキャンペーンも展開されましたが、正直なところ、これにも同調圧力の不気味さを感じざるを得ませんでした。もちろん、現場で懸命に患者の治療にあたる人たちには私も敬意を表しますが、それは決して、他者から強要されるようなものではないはずです。それに、この手のキャンペーンは「だから現代医療は素晴らしい」といった拡大解釈やプロパガンダにも映ります。現代の慣習医療（西洋医学）には問題が山積しているのに、そこから目をそらせようとしているようにさえ思えるのです。

医療崩壊を防ぎ、病院のお世話にならないために、普段から私たちができること・やるべきことはいくらでもあります。メリットとデメリットを天秤にかけた場合、ハイリスク・ローリターンのやり方より、ノーリスク・ハイリターンのやり方を選ぶのは当然のことではないでしょうか。どう考えても、第3章や第4章でお伝えする食習慣や生活習慣の実践が先決です。

間違っても解熱剤だけは飲んではいけない

病院のお世話にならないようにと、皆さんがよかれと思ってやっていることも、医療崩壊を招き、ひいては自らの命を脅かす恐れさえあります。

今回の新型ウイルスの感染が疑われる人に対し、医療機関などへの相談の目安として厚生労働省が示した文書の中に、《「発熱や咳など比較的軽い風邪の症状」が続く場合（症状が4日以上続く場合は必ず、「強い症状」と思う場合にはすぐに相談を。解熱剤などを飲み続けなければならない方も同様）》という文言があります。これは大問題となる文言ですので、皆さんにも知っておいていただきたいと思います。

なぜ大問題になるのか――。ひとつは、高熱が出た時は解熱剤を飲むことが当然もしくは義務であるかのような印象を与えるからです。次に、解熱剤を飲むと、若い人でも重症化や死亡のリスクを伴うようになるからです。そして、解熱剤は、ドラッグストアに行けば誰もがいつでも簡単に買うことのできるものだからです。

一般的な解熱剤の大半は「解熱鎮痛薬」と呼ばれるものであり、NSAID（非ステロイド性抗炎症薬）が主成分となっているものがほとんどです。そのため、頭痛や生理痛などを和らげたい時などにも、多くの人が利用しているのではないかと思います。しかし、新型ウイルスに感染している時にこの薬を飲むと、若い人でも重症化し、死に至る可能性が出てくるのです。NSAIDは市販の風邪薬（総合感冒薬）にも配合されていることがあるため、風邪気味だからといってこれを飲んでしまうと、実際には新型ウイルスの感染であった場合は大問題にもなりかねません。

NSAIDは、「プロスタグランジン」という物質の産生を阻害します。詳しくは第3章で説明しますが、プロスタグランジンは、さまざまな白血球に活動の開始や活性化の指示を出す脂質由来の物質（脂質メディエーターの一種）です。NSAIDを飲めばプロスタグランジンの産生が阻害され、それによって発熱や炎症、痛みなどが緩和され、さらにはさまざまな白血球の活動も抑制されることになります。つまり、新型ウイルスに立ち向かう力を失ってしまうことにもなるわけです。

また、NSAIDによって炎症反応が強引に抑えられるためにウイルスの活動が活発化し、肺胞などの現場の組織が破壊され始めますが、私たちの体は別の手段を使ってでも守ろうとします。プロスタグランジンが第1段階の戦闘モードであるとすれば、第2段階の戦闘モードになるのがサイトカインです。こちらも何度も登場しているように、白血球などがつくり出す情報交換用のタンパク質です。

プロスタグランジンによる第1段階を経てから第2段階に突入すれば問題にはならないのですが、第1段階を飛ばして第2段階だけで対応しようとし、第2段階を促進する活動が過剰になってしまうことがあります。これが、いわゆる「サイトカインストーム」の状態です。こうなると、自分を守るはずの活動が、ひいては自分の組織をも破壊する活動になってしまいます。若い人が新型ウイルスで亡くなっている場合、これが主な理由だと考えられます。そしてその背景には、解熱剤の影響も大いに疑われるというわけです。

結局のところ、医薬品で対処しようとすると新型ウイルス感染症を重症化させ、挙げ句の果てには命を落とすことにつながるのです。私たちの体は、体温が38℃を超えるようになってから免疫システムが本格的に作動するようにできています。そこからさらに体温が上がったとしても、自らの高熱で自らが命を落とすことはありません。そんな自殺行為に相当するような生体システムは存在しません。必要だから熱が出るのです。必要だから体温が上がるのです。この基本を絶対に忘れてはなりません。解熱剤でむやみに熱を下げようとしてはいけません。それは、全身の細胞を裏切る行為です。

その代わりに、私たちは全身の細胞を信用し、「天然の解熱剤」を飲めばいいのです。「天然の解熱剤」とは、細胞たちが喜ぶ種類の油が多い、高オメガ3の食生活のことなのですが、このあたりは第3章で改めてお伝えすることにしましょう。

ステロイド系抗炎症薬にも期待してはいけない

ちなみに、解熱剤のNSAIDよりも昔から利用されてきたのがステロイド系抗炎症薬（SAID）です。作用のメカニズムとしては、NSAIDと同じようにプロスタグランジンなどの産生を阻害する作用と、それとは別に副腎皮質という臓器でつくられるホルモンと同じように働き、炎症性サイトカインの産生を抑制し、抗炎症性サイトカインの産生を促進するという作用の2種類が知られています。

そして、今回の新型ウイルス感染症の重症患者において、この薬の一種（デキサメタゾン）が死亡率を下げるという研究結果が報告されました[6]。しかも安価で入手しやすいということで、WHOも増産を呼びかけるに至りました。この流れで、日本でも治療薬として認定されてしまいました。他の候補薬が軒並み脱落していく中で、あたかも希望の光であるかのような扱いを受けていましたが、もちろんこの薬にも期待してはいけません。

そもそもNSAIDがつくられた背景には、SAIDの深刻な副作用が問題視されてきたという経緯があります。SAIDには強力な免疫抑制作用があるほか、副腎皮質の本来の機能を低下させてしまうなど、心身に長期的かつ甚大な悪影響を及ぼすことが知られているのです。

例えば、この薬が重症患者の大半の命を救うというのであれば、こうしたリスクを承知の上で最終手段として選択肢に挙げられるのもまだ理解できます。しかし実際には、人工呼吸器が必要な患者では死亡リスクが40％から28％に、酸素吸入を必要とする患者は25％から20％に、それぞれ下がっただけだったのです。それにもかかわらず、「致死率を大幅に下げる」「絶大な効果」と手放しで評価されていました。逆に言えば、ここまでに紹介してきた候補薬の数々は、この程度の効果さえも得られなかったということになります。

研究チームはこの研究結果を受けて、「この薬がパンデミック（世界的流行）の初期から使用されていたら、国内で5千人の命を救えた可能性がある」と述べていました。呼吸の補助を必要としない軽症患者には、効果が確認されなかったにもかかわらずです。

これでも皆さんは治療薬の登場に期待しますか？　むしろこれらの薬のお世話にはならないように、たとえ感染しても重症化しないように、普段から自力で行える予防策を講じておくほうが、はるかに有意義で希望が持てると思いませんか?

乳がんと新型ウイルスを直結させたのも現代医学

「はじめに」でもふれたように、俳優の岡江久美子さんが今回の新型ウイルスの犠牲になってしまったことは非常に痛ましく、日本社会に大きな波紋を呼びました。この件について、ある医師が次のようにコメントしていました。

《早期の乳がん手術後に行う放射線治療が、新型コロナウイルス感染症の重症化を招くという科学的根拠は現時点ではなく、考えにくい》

《不安な乳がん患者は、治療を勝手に中断せず、まずは主治医に相談してほしい》

前述したように、「科学的根拠はない」「考えにくい」などと簡単に言ってしまう医師には、誠意のなさを感じざるを得ません。このような言動こそを封じ込めなければ、岡江さんと同じ目にあう人を次々と増やしてしまうことになります。

また、ある大学の医学部教授は次のようにコメントしています。

《(放射線治療の)期間を聞いてみても、1月の終わりから2月の中旬という比較的短期間ですし、線量も少ないと思いますので、それほど大きなダメージが肺や免疫状態にあるとは考えにくいですね。ですから今回の件は、この病気の本質ですよね。軽症だと思っていても急に悪

くなるということがあるので、そのために急に悪化したというふうに取る方が自然だと思います》

この大学教授は何としても、乳がんの治療が重症化や死を招いた原因であることを否定したいようです。「それほど大きなダメージがあるとは考えにくい」とは、いったい何を言っているのでしょうか？　岡江さんが亡くなった時と同じ60代前半の人の場合、たとえがんを発症していなくても、その年齢を考えれば、新型ウイルスの威力と自分の防御力を比べると僅差になっているはずですから、軽度のダメージであっても重症化の要因になります。それにもかかわらず、この大学教授はまるで見当違いなことを言っているように思います。

一方で、自らが乳がん患者で放射線治療を受けたという、ある患者団体の代表のコメントは示唆的です。

《放射線治療そのものはベッドの上に横になって寝るだけなんですよ。1、2分くらい放射線をあてるだけだったので痛みも伴いませんし、苦痛もありませんでした。でも、軽い肺炎には、なりかけました》

「軽い肺炎には、なりかけました」——。これは、この人が特別なケースだったわけではありません。乳がん治療の一環として照射された放射線によって肺炎が生じるケースは非常に多く、医師であれば常識として知っておかなければならないことです。放射線照射は、乳房の組織に焦点がくるようにして当てられますが、その延長線上にある肺にも何割かが到達してしまいます。そして、肺胞や血管の細胞がほんの少しのダメージを受けるだけでも、細胞はサイトカインを放出します。そのサイトカインが隣の細胞に到達すると、隣の細胞は同じようにサイトカインを放出し、かなり広範囲の組織が炎症状態になります。まさにサイトカインストームです。

これは、放射線による直接的なダメージというよりは、少ない線量の放射線によって、いわば細胞が「緊急事態宣言」を出すことによるものです。だからこそ、線量が少ないからといって安心してはならないのです。ましてや、この状態の時に新型ウイルスが侵入してくれば、重症化は避けられないでしょう。

それにもかかわらず、日本放射線腫瘍学会などは「早期乳癌手術後に行われる放射線治療は体への侵襲が少なく、免疫機能の低下はほとんどきたさない」などの見解を示しています。はっきり言ってこれは的外れです。免疫機能の低下よりも肺炎を起こすことが、新型ウイルスによる重症化の要因になるからです。この見解は作為的なのか、それとも単に無知なだけなのか、本当にあきれてしまいます。どちらにしても大問題です。

後述するように、がん患者は総じて新型ウイルスによる重症化や死亡のリスクが高いという側面もあるのですが、むしろ、それ以上に両者を直結させうるのは現代の医療行為なのです。

乳がんの治療だと言って放射線照射を行ったがゆえに、新型ウイルスによる重症化や死亡を招いてしまっていると言えるのです。それにもかかわらず、メディアに登場する医療従事者たちは、このことをかたくなに認めようとはしません。

新型ウイルス対策はがん対策にも大いに役立つ！

どのタイプの乳がんであっても、さらにはどんな種類のがんであっても、放射線照射を行うべきではありません。もちろん、抗がん剤も投与すべきではありません。外科手術も、手術後の傷を治そうと細胞がつくり出すさまざまな物質が、結果的にさらなる発がんを促すことになります。ここではこれらの詳細を割愛しますが、いずれにせよ、現代医学には非常に危険な側面があるのだということを、今一度、皆さんの脳裏に刻み込んでいただきたいのです。

そして、先ほどの医師や大学教授らもそのあたりを学び、自覚し、はっきり認めた上で、私たちに誤解を与えることのないように丁寧にコメントすべきなのです。だからこそ、彼らのコメントは誠意が感じられず、見当違いなのです。

なお、海外に目を向けると、がん患者では新型ウイルスでの死亡率が高いという報告があります[7]。研究時点における、新型ウイルスによるアメリカ全体の死亡率は5％であったのに対し、がん患者では28％に達していました。実に5倍以上です。そのうち、血液がんでは37％、固形がんは25％で、特に高かったのは肺がん（55％）であったことも分かっています。結局のところは、どんながんであれ、またどんな治療を受けているかに関係なく、がん患者は総じてリスクが高いのだということを如実に物語っています。

ここで、がんという病気の考え方・捉え方について少しだけお伝えしておきます。

がんは、外来の病原体が私たちの体を乗っ取ろうとしているわけではありません。もともと私たちの体を構成している細胞です。しかも、がん細胞は、世間でよく言われるような「DNAがダメージを受けて変異したもの」ものでもありません。体内の環境が極限にまで悪化し、このままでは生命活動が行えないという窮地に立たされた際に、細胞が生き延びるための最終手段として、自らの意思でがん細胞へと変身するのです。そして、劣悪な環境の中で独自の生存環境をなんとか確保しながら増殖していきます。

ということは、がんを防いだり治したりするには、そもそも細胞ががん化への道を選ばなくても済むように、あるいは異常増殖する気も起こらないように、体内の環境を改善すればいいわけです。そうすれば、すでに発生していたがん細胞はがん細胞でいる必要がなくなり、いずれは再び正常な細胞に戻っていきます。

現に、余命宣告を受けたがん患者が残りの人生を全うしようと、海外旅行を満喫したり田舎暮らしを始めたりするなどそれまでの生活を一変させたところ、いつの間にかがんが消失していた……などという話も珍しくありません。こうしたエピソードは、現代医学では理解の範疇を超えており、「信じられない奇跡が起きた」などと解釈されることが多いわけですが、別に奇跡でもなんでもありません。いずれも、心身両面から体内の環境が改善された結果だと考えられるからです。

私が言いたいのは、第3章や第4章で紹介する食習慣や生活習慣を実践すれば、心身両面から体内の環境が改善し、がんを予防・退縮する方向に切り替えられるのと同時に、新型ウイルスの感染や重症化を防いだりするのも可能になるということです。これらの習慣は、医薬品に伴うような重篤な副作用などとは一切無縁です。しかも、特定の健康問題にしか効果がないなどということはなく、全身の細胞にまんべんなく健康効果をもたらし、それが巡り巡って「真の免疫力」にもつながっていきます。

こうした情報がほとんど発信されない、あるいは「根拠なし」などと切り捨てられるのは、食習慣や生活習慣の改善で国民が健康になってもらっては困る人たちがいるからでしょう。医薬品の売り上げや医療機器の減価償却の見込みがなくなってしまっては面白くない人たちがいるからでしょう。だからこそ、「医療従事者に感謝しよう」のキャンペーンが、ますます不気味に感じられるのです。

犠牲になった若手力士と、大横綱の「宝」のスピーチ

今回のコロナ禍では、20代の力士も新型ウイルスの犠牲になってしまいました。同時に、この力士は糖尿病を患っていたことも報じられました。このどちらも非常にショッキングなニュースでしたが、さらに衝撃だったのは、別の相撲部屋では、約20人の弟子の実に半数が持病（基礎疾患）を抱えているというコメントや、ちゃんこの前に力士たちが一斉にインスリン注射を打ち始める光景も日常だというコメントがあったことです。大相撲ファンの一人としても、いずれもあまりに悲しすぎる話です。

残念ながら、今の大相撲はもはやスポーツと呼べるものではありません。一昔前の力士は筋肉隆々で体も締まっていて、いわゆるメタボなどとも無縁で、格闘技のアスリート然とした姿でしたが、今の力士の大半は明らかに肥満であり、アスリートの風格が感じられない力士も少なくありません。40～50年前の大相撲の映像や写真を見れば、その違いは歴然です。

そこには、欧米出身の外国人力士が活躍するようになってから、日本人力士が体格で見劣りしないようにと、ただひたすら大食いを強要されてきたという経緯があります。しかも、巡業中はなんとコンビニ弁当などで食事を済ませるのも日常茶飯事のようです。その結果、ケガや故障が相次ぎ、全身テーピングだらけの満身創痍で土俵に上がったり、頻繁な休場や早期引退を余儀なくされたりする力士だらけになってしまっているわけです。そしてそれだけでなく、

引退後に若くして亡くなる人が多いばかりか、ついには今回のような悲劇さえも招いてしまいました。これを機に、大相撲のあり方、力士のあり方を真剣に見直すべきだと思います。

一方で、以前から縁のある大横綱・白鵬関は「一昔前の力士」を彷彿とさせる数少ない存在です。私は彼のコンディショニングのサポートをさせてもらっているのですが、そのエピソードについては、私の近著『超人をつくるアスリート飯』（共栄書房）にまとめました。30代半ばの今でも横綱として大相撲界を牽引しているのも、第3章や第4章でお伝えする食習慣や生活習慣を実践してくれているからだと私は自負しています。

また、2020年2月の第十回白鵬杯（世界少年相撲大会）では、とても大切なスピーチもしてくれました。白鵬杯は、白鵬関の主催で世界中から集まった小中学生による、日本最大級の相撲大会なのですが、彼は世界の子どもたちを相手に、多くの報道陣も詰めかける中で、なんと「食」の大切さについて次のように話し始めたのです。

《横綱からアドバイスをしたいと思います。実は横綱は8年前から、野菜中心の食生活に変えました。牛乳も飲まないようになりました。ですから、本物のアスリートになりたいと思うなら、野菜をもっと食べましょう》

ちなみにこのスピーチの内容は、私が事前に要望したのではなく、白鵬関が自らの意思で行ったもので、後になって知らされた私は非常に驚きました。彼自身が食の重要性を十分に理解し、さらにはそれを実感し、子どもたちにも伝えなければならないと思ったからにほかなりません。白鵬関のように強い力士になりたい、誰もが憧れる立派なアスリートになりたいと思う子どもたちは、彼のアドバイスを真摯に受け止めてくれたはずです。彼は角界のみならず、未来のスポーツ界を変えてくれることでしょう。

このスピーチは私にとって何物にも代えがたい宝であり、誇りです。本当にうれしい出来事でした。

高リスク群は高齢者や病気の人だけにあらず！

さて、今回の新型ウイルスの犠牲になった若手力士は糖尿病であったため、これが重症化を招いたことは想像に難くありません。現に、慢性疾患の保有者では新型ウイルスによる死亡リスクが12倍にも及ぶという報告もあります。[8] また、世界の5人に1人が、循環器疾患や慢性呼吸器疾患、糖尿病など、重症化のリスクを高めうる何らかの慢性疾患に見舞われていることも示されています。[9] さらには、アルツハイマー病の高齢者が新型ウイルスに感染しやすいことも分かっているのです。[10]

しかし、そうかといって持病（基礎疾患）があるかどうかだけで重症化のリスクを判断するのは非常に危険です。私たちの健康状態のよしあしは、何らかの病名の診断を基準に評価すべきようなものではないからです。

むしろ、診断されずに何らかの病気になっている人や、いわゆる「半病人」に該当する人たちは、今の日本には無数にいます。例えば、糖尿病まではいかないものの、すでに糖代謝に問題が起こっている予備軍（糖尿病前症）の人たちや、自覚の有無にかかわらず腎機能の低下が始まっている初期の慢性腎臓病（CKD）の人たちは、実に数千万人単位に及ぶともいわれています。喫煙者や喫煙経験者は未診断のCOPD（慢性閉塞性肺疾患）だらけでしょう。あるいは、単に発見されていないだけで、すでに何らかのがんになっている人もいるかもしれません。

そうでなくても、風邪をひきやすい人や体調を崩しやすい人、花粉症に悩まされている人、いわゆる不定愁訴に見舞われている人などもたくさんいます。もっと言えば、食習慣や生活習慣に問題がある人や、メタボリックシンドロームの人は、誰もが高リスクということになります。そう考えると、果たして今の日本に低リスクの人など存在するのか……とさえ思えてくるわけです。

つまり、老若男女の全てにおいて、普段から各自の健康レベルを高めておくことが、極めて重要な鍵を握るのです。

そんな中、スペインで最高齢とされる113歳の女性が新型ウイルスに感染するも、重症化することなく回復したという驚異的なニュースが報じられました。しかもこの女性は、高齢者施設という、感染リスクの非常に高い環境で暮らしていたといいます。実際、１００人ほどの高齢者が暮らすその施設でも、新型ウイルス感染症で数名が亡くなったそうです。

この女性はまさに「真の免疫力」を身につけていたのでしょう。高齢者のリスクが声高に叫ばれる中、「真の免疫力」は年齢さえも超越するのだという、非常に示唆に富んだ心強いニュースであったように思います。

ちなみにこの女性が暮らしているのは、スペイン北東部の地中海に面したカタルーニャ自治州にある、人口３万人ほどの自然豊かな街です。カタルーニャの料理は、健康的な食事として世界的に有名な地中海食（第３章を参照）と似ている点が多いのですが、なかでも特筆すべきは、肉や魚ではなく野菜をメインにした料理が多いことや、インゲンマメやヒヨコマメ、レンズマメなどの豆類をよく食べること、カタルーニャの人たちは日本人と肩を並べるほどのキノコ好きであること、そして松の実をよく使うことなどでしょう。やはり第３章で紹介する「究極の食事」とも共通点が多く、このあたりも示唆的です。この女性は食習慣や生活習慣が総じて優れていたのだろうと考えられます。

実は、90代や１００歳以上の高齢者が新型ウイルス感染症から回復したという事例は、それほど珍しくないようです。現に、欧米や南米、東南アジアなど世界各地で報告されていて、その中には特別な治療を受けることなく自力で回復した人も少なからずいるのです。「高齢者は新型ウイルスに弱い／重症化しやすい」と決めつけるのもよくないということです。

新型ウイルスの変異を激化させているのは「私たち自身」

次ページの**図8**は、２０１９年12月から２０２０年８月までにおける、世界全体の新型ウイルスの系統樹です。人間で言うところの家系図のようなものです。小さな丸のひとつひとつが新たな変異種を意味するわけですが、無数の丸が重なって、もはや系統樹として判別できないような状態になっています。つまりお気づきのとおり、わずか半年ほどの間に、世界各地でこれほど多くの変異が生まれてしまっているということになります。

２０１９年12月時点では、ヒトに感染した新型ウイルスは１種類であったと捉えて問題ないでしょう。そのウイルスが、世間で噂されているように野生のコウモリ由来だったとした場合、コウモリの体内に存在した頃にはほとんど変異もせず、しかも特に悪さをすることもなく、コウモリと共存していたと考えられます。ところがヒトに感染した途端、猛烈に変異し始めたわけです。いったいなぜでしょうか？

そもそも、今回の新型ウイルスはＲＮＡウイルスという種類であり、その仲間の中でも特に変異しやすい性質を持っていたことが背景にあると思われます。しかし、コウモリの体内では

図８　世界全体における新型ウイルスの変異の推移

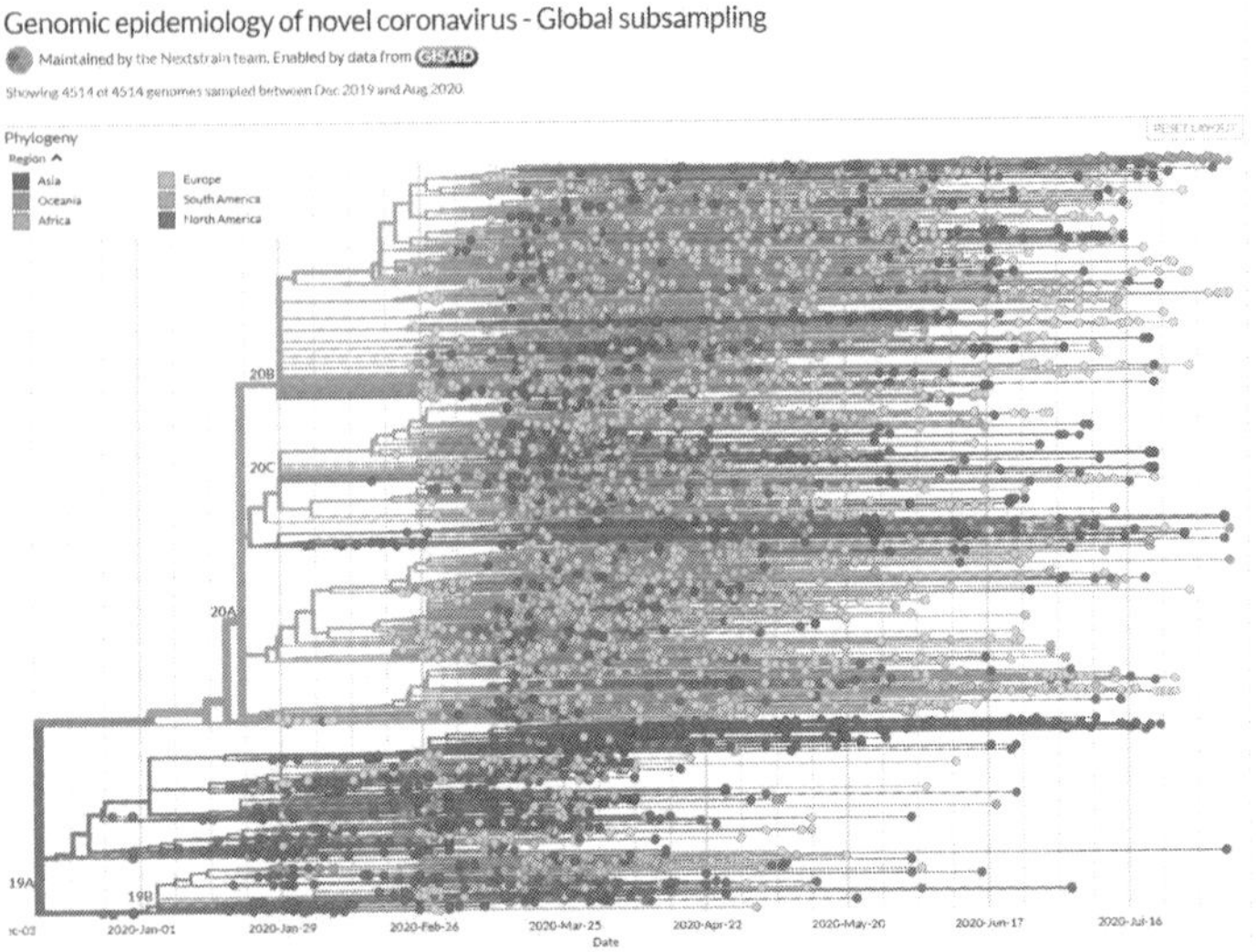

出典：Nextstrain ホームページ

おとなしくしており、ヒトに感染してから急に変異し始めたということは、ヒトの体のほうに何らかの原因があるのではないかと考えるのが妥当だと思われます。

しかし、ヒトの体に原因があるかもしれないとは誰も言いませんし、それに気づいている人たちも、世間には知られたくないのでしょう。知られると困ることがある――例えば、国民が健康になれば病院の経営圧迫や医薬品の売上げ減少につながる――のかもしれません。

突然変異を誘発する性質のことを「変異原性」といいます。この性質は、放射線やＸ線のほか、農薬や医薬品、食品添加物などの化学物質に多くみられたりします。ただし、ヒトの遺伝物質（ＤＮＡやＲＮＡ）

がこれらのダメージを受けても、その多くは細胞のメカニズムによって適切に修復されるため、ダメージが表面化する場合は、かなり強い変異原性を持っているものに限られてきます。

しかし、今回の新型ウイルスのＲＮＡの変異に対しては、ヒトの細胞が持っている修復機構が働かない、あるいは変異の度合いや速度が修復機構の働きを上回っているものと考えられます。また、ウイルスにとっても、そのほうが都合がよいわけです。だからこそ、新型ウイルスは急速に変異していったのだと考えられます。

今回の新型ウイルスに対し、「変異が激しいため、さらに強い感染力や毒性を持つようになる恐れがある」とか、「このウイルスに感染して抗体ができたはずなのに再感染したのは、急速に変異しているからだ」とか、「これだけ変異が激しいと、ワクチンの開発は困難を極める」などという主張やコメントは、今後さらに頻繁に見聞きするようになるかと思われます。しかしその一方で、「変異原性の強い物質や要素を遠ざけながら生活しましょう」などという話は全く出てきそうにありません。皆さんには、このような生活の重要性を十分に知っておいていただきたいと思います。

視野を広げて普段から健康レベルを高めておこう

変異原性の強い物質や要素の具体例をもう少し挙げておくと、病院で受けるＸ線検査や原子力発電所などから放出される各種の放射線のほか、抗がん剤や抗生物質、化学農薬、さらには防腐剤などの食品添加物が、その最たる例でしょう。他には、少々の副作用には目をつぶることが半ば当然のようになっている、医薬品の数々です。

体内の物質や要素ということでは、各種の活性酸素は強い変異原性を示します。もちろん、健康な体であれば、こうした活性酸素は用事が済めばすぐに無毒化されるわけですが、不健康であったり、さまざまな抗酸化物質が不足していたりすると、無毒化が遅れたり十分に行われなかったりすることになります。それが、私たちの体内で新型ウイルスの変異を助長してしまうわけです。

ヒトの体に移った途端に変異が激化した理由は、おそらく他にもたくさんあることでしょう。いずれにせよ、今後の私たちが、もっともっと視野を広げてウイルス対策を行っていかなければならないということは間違いありません。何度も言うように、特効薬やワクチンの開発を期待してはいけません。これらはウイルスの変異を拡大することにはなったとしても、私たちの健康レベルを上げることにはなりません。

健康レベルを上げるためにまず行うべきは、変異原性を示すさまざまな物質や要素から、できる限り遠ざかった生活をすることです。かなり割り切った見方をすれば、大昔から自分たちの周りにあったものの多くは、ウイルスと共存していく上で無難なものです。逆に、現代人がつくり出したものの多くは、新型ウイルスの変異を助長するものです。今こそ、このことに気付き、原点に戻るべき時だと思います。

そのためにも、私たちの食習慣と生活習慣を今一度見直すべきです。ことあるごとに、この後の第3章と第4章をじっくり読み返してほしいと思います。できているかどうか、忘れていることはないか、やっているつもりで正しくできていないこともないかどうか、常に見直しながら健康レベルを普段から高めておいていただきたいのです。

執拗な消毒や過剰な手洗いはウイルスに「付け入る隙」を与える

視野を広げる一環として、消毒や手洗いについても考え方を改めておきましょう。

今回の新型ウイルス対策では、これでもかというほど消毒や手洗いが奨励されています。国立感染症研究所は、「手洗いで感染症予防」「流水で手洗いができない場合には、アルコールを含んだ手指消毒薬を使用しましょう」などと呼びかけ、「30秒の手洗いはハッピーバースデーを2回歌う長さが目安」なども広く知られるようになりました。

一方で、「手洗いのしすぎで手が荒れた」「手洗いや消毒を徹底していたのに感染した」などという、何とも皮肉な話もよく見聞きしました。手が荒れるとウイルスが付着・侵入しやすくなりますし、そもそも手洗いや消毒を徹底していると、手の表面に住み着いている常在微生物を排除・殺傷することになり、ひいては腸内細菌を含めた全身の常在微生物の生態系に悪影響を及ぼす恐れがあります。それは結果的に免疫システムにも支障をきたし、ウイルスに「付け入る隙」を与えてしまいかねないのです。これではまさに本末転倒です。

また、国立感染症研究所も推奨していた手指消毒薬にも要注意です。「水を使わない手洗い習慣」などのうたい文句で、ジェル状の消毒剤を手にすり込んで用いる製品が市販されていて、最近では若い女性を主なターゲットとした携帯用のものも広く出回るようになりました。そして今回のコロナ禍でも大いに重宝され、マスクなどと同様に異常に高騰したほか、常に売り切れで手に入らないという事態にもなりました。

そんな手指消毒薬は、いわゆる「経皮毒」を助長することになります。例えば、手指消毒薬を用いた後に感熱紙のレシートに触れると、極めて大量の化学物質（ビスフェノールA）がレシートから手指に移行し、それが手指の皮膚から吸収され、ビスフェノールAの血中濃度を急上昇させることが報告されているのです。

ビスフェノールAには内分泌かく乱作用があり、いわゆる環境ホルモンとして知られていますが、同時に変異原性も疑われています。これもウイルスにとっては「付け入る隙」です。先ほどの話で言えば、手指消毒薬は「大昔から自分たちの周りにあったもの」ではなく、「現代人がつくり出したもの」の代表格です。要するに、こんなものに依存する生活は、決して真のウイルス対策にはならないのだということです。

一方で、仰々しい防護服姿の人たちが、建物内や車内、道路などに消毒液を徹底的に散布する様子が頻繁に報じられたことがありました。あのような行為も、環境中のさまざまな微生物を殺傷することになり、自然界の生態系を脅かし、巡り巡って私たちに感染症の脅威をもたらすことにもなりかねません。このような想像力が、現代人にはことごとく足りないのです。

第1章でお伝えした「微生物やウイルスとも仲良く暮らす」ことの意味を、ここで改めて考えてみてください。もっともっと、視野を広げてみてください。

東日本大震災の教訓を思い出そう——自分の身は自分で守る

誤解を恐れずに言えば、コロナ禍の世間の風潮は、まるで戦時下の日本を彷彿させるものでした。

まさに「欲しがりません、勝つまでは」の精神で、自粛要請という形で国民に我慢と忍耐を強制しつつ、「コロナに負けるな」を合言葉に一致団結させる。ウイルスを過度に敵視し、「鬼畜米英」のスローガンのごとく徹底的に叩きのめそうとする。医療従事者に対しては、あたかも戦場の最前線の兵士たちに向けるかのように感謝と賛辞を惜しまず、それを国民にも強要する。そして、少しでも政府の方針に背くような言動をとれば「非国民」の扱いを受ける……。

国というものはいつの世も、こうやって国民を扇動・洗脳しながら社会を動かしていくのかという、何とも言えない不気味さを感じました。

2011年3月の東日本大震災において、私たちは原子力発電所の事故や放射能汚染をめぐる報道に振り回され、世の中は大混乱に陥りました。一方で、3・11を機に「命てんでんこ」や「津波てんでんこ」という東北の言葉をよく見聞きするようになりました。たとえ血のつながった家族同士であったとしても、緊急事態の際にはお互いに助け合う以前に、各自が自分の責任で自分の身を守るべきだ……というような考え方を意味する言葉です。

私たちはあの時に学んだはずです。国は国民を守ってくれない、自分の身は自分の身で守るしかないと。今こそ、3・11の教訓を思い出すべきです。政府の言動やメディアの報道に翻弄されてはいけません。ひとりひとりが置かれた状況を客観的に見つめ直し、「命てんでんこ」の精神で、日々の生活を送っていくべきなのです。

今回の新型ウイルスに対し、一部の専門家は「(撲滅するのではなく)共存していくしかない」と言ってはいましたが、そこからは、新型ウイルスがあまりに難敵で人智をもってしてもかなう相手ではないから、不本意ながら半ば仕方なしにといったような、かなり後ろ向きのニュアンスが強く感じられました。そうではなく、「仲間」として共に生きる・存在を認めるという前向きな考え方で、ウイルスと付き合っていくべきではないでしょうか。

なぜなら、第1章でもお伝えしたように、ウイルスは私たちの体の「一部分」かもしれず、「放浪の身」なのかもしれないと考えられるからです。そして、今回の新型ウイルスにもその可能性が大いにあるからです。次の章からは、そんなウイルスと仲良く暮らしていくための具体的な方法について、さまざまな角度からお伝えしていくことにしましょう。

注

1 http://www.kansensho.or.jp/uploads/files/topics/2019ncov/covid19_casereport_en_200529
2 https://www.fujita-hu.ac.jp/news/j93sdv0000006eya.html
3 Lancet. 2020 May 16; 395(10236): 1569-1578
4 N Engl J Med. 2020 Jun 3; NEJMoa2016638
5 N Engl J Med. 2020 Jun 18: 382(25): 2411-2418
6 medRxiv. preprint. June 22, 2020
7 Cancer Discov. 2020 May 1; CD-20-0516
8 MMWR Morb Mortal Wkly Rep. 2020 Jun 19; 69(24): 759–765
9 Lancet Glob Health. 2020 Jun 15; S2214-109X(20)30264-3
10 J Infect. 2020 Jun 30; S0163-4453(20)30453-9

第3章

新型ウイルスが怖くなくなる食習慣

対策の決め手は「気道の線毛運動」にあり！

ここからは、新型ウイルス対策に関して、私がこれまでにフェイスブックを通じて発信してきた情報を中心に、食習慣と生活習慣の重要なポイントをお伝えしていきます。主に新型コロナウイルス感染症（COVID-19）が対象となりますが、第1章でもお話ししたように、これらの食習慣や生活習慣は基本的に、細菌や真菌、ウイルスなど、ありとあらゆる病原体の感染症に役立つものです。

まずは感染しにくくすること、そして感染したとしても重症化しにくくすること。ひいては、これが心身の健康の維持増進に幅広く役立つことになります。共通するコンセプトは、「真の免疫力」を身につけつつ、病原体とも仲良く暮らしていくということです。

今回の新型ウイルスについて特に注目すべきだと思われる点は、まず、感染しても無症状の人や、軽い風邪のような症状のみで終わってしまう人が多いことです。世界の感染者全体の最大45％が無症状なのではないかとする研究結果もあります。[1] そして、軽い風邪のような症状の人は、上気道に軽い炎症を起こす程度で済んでいることです。

一方、重症化した人や亡くなった人は、肺炎を起こしていることです。これは、インフルエンザウイルスの場合とは様子が異なっています。インフルエンザの場合は、無症状〜軽い風邪のような症状で済むことはほとんどありません。老若男女の誰もが38℃以上の高熱を伴って、つらい思いをします。なぜ、新型ウイルスの場合は、人によってこれほどまでに差が生じるのでしょうか？

次に注目すべき点は、重症化するのは主に高齢者や何らかの持病（基礎疾患）のある人であって、逆に重症化しにくいのは子どもや若者たちだということです。これも、インフルエンザの場合とは少し様子が異なります。インフルエンザの場合は、若い世代でも感染すれば発熱し、一定の苦しい症状を経験します。そうなってくると、免疫システムの問題以外にも、何か手がかりがありそうです。

もうひとつ注目すべき点は、今回の新型ウイルスは、主に喉（咽頭）や肺で増殖するという特徴を持っていることです。つまり、体の奥深くに侵入する前に増殖しやすいことです。

これらのことをふまえると、新型ウイルスの感染を避けるために最も有効な方法は、上気道から気管支までの内側の表面を構成している細胞（線毛細胞）に、しっかりと線毛運動（線毛が一定方向になびく運動）を行ってもらうことだという結論に達します（図9）。要は、元気で健康な人はこの運動が活発に行われていて、たとえ気道内に新型ウイルスを吸い込んだとしても粘液に絡まれた状態で追い出してしまうため、なかなか感染には至らないのです。

また、たとえ感染してしまったとしても、気道の表面で粘液をつくり出す細胞（粘液細胞）が粘液をしっかり分泌し、線毛細胞も線毛運動をしっかり行い、増え始めたウイルスをできる

図９　新型ウイルス対策の決め手は気道表面の線毛運動

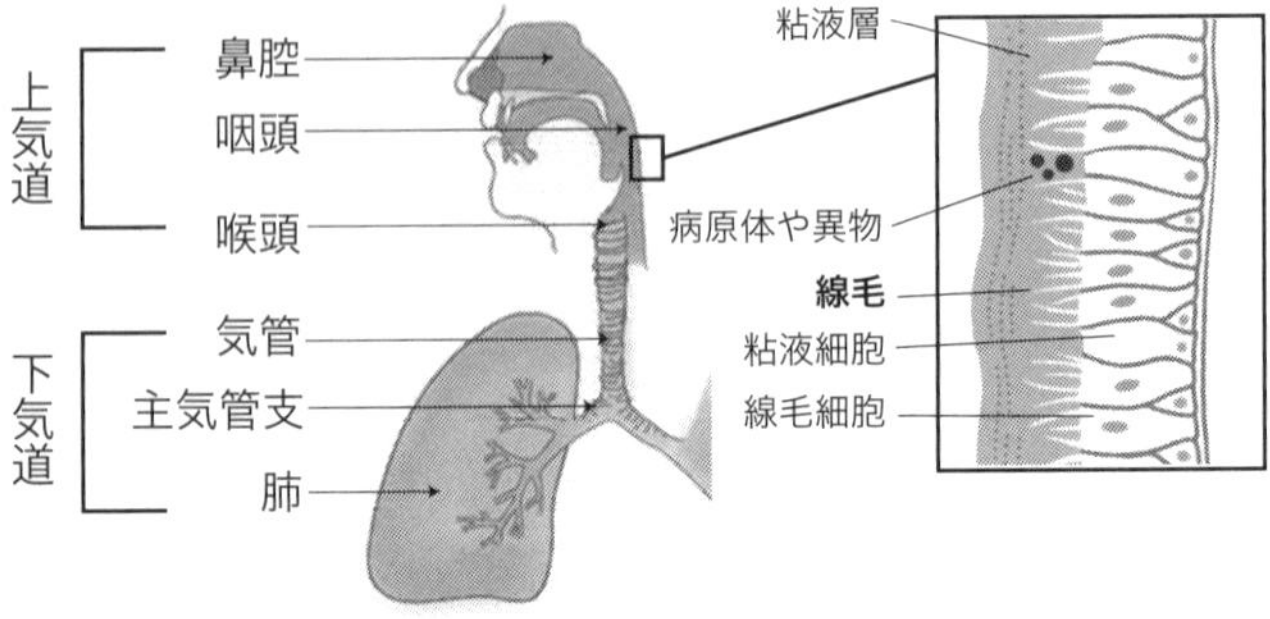

だけスムーズに多く追い出せば、重症化を防ぐことができます。要するに、気道のバリア機能や排除能力を強化することが大切なのです。

現代人は「まずは自らを改善すべき」と心得よう

逆に言えば、たとえ感染しても重症化しない人というのは、ウイルスが増殖する前に気道から追い出すことができる人だということになります。

ちなみに、体内に入り込んできたウイルスが、免疫システムがこれまで遭遇・経験したことのない新型である場合、白血球はそれに対応する抗体を新たにつくり出す必要があるわけですが、新型ウイルスへの対応に十分な量と質の抗体がつくられるまでには数日ほどかかります。だからこそ、できる限りその前にウイルスの侵入を防いでおきたいわけです。

世間では、感染ルートの遮断、消毒や手洗い、マスクの着用などについて声高に叫ばれていますが、ウイルスが増殖する現場、すなわち自分の気道や肺の健康状態を向上・改善することについては全くと言っていいほど言及されません。その結果、私たち自身が意図せず、新型ウイルスを気道や肺で〝養殖〟して増やすという構図ができ上がってしまいます。つまり、ヒトの呼吸器の粘膜がウイルスの〝巣〟になるということです。

現代人は何かにつけて、自らを改善するのではなく、害になるものや不衛生だと感じるようなものを排除し、それを遠ざけようとするばかりです。そのせいで、私たちは、侵入しようとする生物や物質を排除する能力、あるいはそれらと共存・共生する能力を、大幅に低下させてしまったといえます。

今回のコロナ禍においては、子どもたちは学校に行けなくなったため、運動をせず、家に閉じこもってゲームなどに時間を費やしていました。前述したように、子どもたちの感染リスクや重症化リスクは本来であれば比較的低いのですが、家に閉じこもってばかりいるとバリア機能や「真の免疫力」の低下が進み、子どもたちにまで感染や重症化をもたらしてしまうことになります。

私たちが最優先で考えなければならないことは、低下してしまったバリア機能や「真の免疫力」を取り戻し、それをできる限り高めることです。そのためには、特に子どもたちは日光をたっぷりと浴び、外で元気よく遊び、適度にお腹を空かせ、そしてミネラルやビタミンの豊富な自然の食べ物をしっかり食べることが極めて重要になってくるのです。

コロナ・パニックを振り返る——負の連鎖を断ち切るための考え方

今回のコロナ禍で最大の問題はいったい何だったのか——。これについてはさまざまな見解があると思いますが、特に日本においては、いわゆるパニックと言うにふさわしい状況になったことを挙げておきたいと思います。

野球もサッカーも大相撲も、ありとあらゆるスポーツが無観客試合になったり、延期や中止になったりしました。特に春のセンバツに続いて夏の甲子園まで中止になったのは、個人的にも非常に胸の痛む出来事でした。球児たちにしてみれば、この日のために厳しい練習を重ね、大会出場を夢見てきたはずです。小中学生の登校中止も、卒業式などを楽しみにしてきた子どもたちや保護者の思いを全く無視するかのように、いとも簡単に決められてしまいました。

そして、大学生の5人に1人は退学を考える事態となり、さらには仕事を失った人もたくさんいます。今後も、長期にわたって非常に深刻な状況に見舞われるような人が後を絶たないような気がしています。

これらの様子は、まさしく日本社会全体がパニック状態になっているように映りました。パニックというのは混乱している状態ですから、より正しい対処方法が見えなくなっていた可能性が高いということです。

実際のところ、今回の新型ウイルスはどういうものなのかということについて、もう少し踏み込んでみましょう。今回のウイルスの遺伝子の特徴（塩基配列）はすでに解読されていて、これまでに確認されているどのウイルスと、どの程度の遺伝的・形態的な共通性（相同性）があるかについても明らかにされています。ただし、これはあくまでも2番目に重要な情報であって、最も重要な情報は何といっても、症状や致死率などに関するものでしょう。

日本人にパニックを起こさせた最大の原因は、当初に報じられた、中国の武漢における致死率の数値だったと思われます。武漢に住む高齢者は、現地で深刻化していた大気汚染によって気道内の表面がすでに相当なダメージを受けており、侵入してきたウイルスを追い出すことができず、気道や肺でのウイルスの増殖を許してしまったのです。だからこそ、高い致死率になってしまったわけです。

また、武漢で重症化したり命を落としたりした人は、高齢者や持病のある人がほとんどでしたが、その内訳に関するこうした情報が最初から適切に報道されなかったことが、日本社会にさらなる恐怖感をもたらすことになったと思われます。第1章でも少しふれましたが、このあたりはニュース性を高めようとする報道陣の企みを感じさせます。

次に、今回の新型ウイルスの遺伝子についてですが、コロナウイルスの一種であるSARSウイルスの遺伝子との相同性が約8割であったほか、ヒトの細胞表面にある、血圧に関する受容体を介して吸着・侵入する経路も共通していました。このため、他のコロナウイルスと同じように大いに恐れてしかるべき相手であると、強く印象付けられてしまったように思います。

そもそも、コロナウイルスというのは一般的な風邪（普通感冒）の原因ウイルスであり、主に4種類が現代社会に蔓延しています。これらのウイルスはたいていの人が子どもの頃に感染し、どこかの時点で風邪を引き、その時に抗体をつくっています。しかもその抗体はひとつのウイルスに対して1種類というわけではなく、さまざまな種類の抗体をつくり出すことで、特定のウイルスに対応しようとします。

要するに、これまでのコロナウイルス用につくり出してきた抗体には、今回の新型ウイルスにも利用可能なものが多いと考えられます。そのため、インフルエンザとは異なり、健康な人であれば、たとえそれがこれまでに対峙したことのない新型ウイルスの感染であったとしても、すぐに症状が治まるケースが多いわけです。現に、このことを示唆する報告もあります。[2]

結局のところ、今回の新型ウイルスに対して、少なくとも日本の子どもたちや若年世代の人たち、さらには健康レベルの高い全世代の人たちについては、それほど恐れる必要はないのだということです。ただし、前述のように「まずは自らを改善すべき」というのが大前提であるのは、改めて言うまでもありません。

新型ウイルスが怖くなくなる食習慣と生活習慣のヒント

それでは、自らを改善する上で新型ウイルス対策の切り札となる方法について、さまざまな角度から紹介していきましょう。目指すところは、前述したように「気道表面の細胞たちを元気にすること」です。

具体的には、まずは中国の武漢の二の舞にならないように、汚染された空気を吸わないようにすること。日本の空気は比較的ましかも知れませんが、そうかといって大半の地域では「きれいな空気」と言えるようなものでもありません。屋外でも3密には注意を払いながら、できる限り空気のきれいな場所で過ごしたり、そのような場所に出かけたりするとよいでしょう。

呼吸器系の健康状態の低下が、今回の新型ウイルスの感染率を大幅に高めてしまうことになるため、呼吸器系に負担のかかるような職業に就いている人は普段から防塵マスクなどの対応が不可欠でしょう。また、喫煙に伴うリスクについては、すでに皆さんもご存じかと思います。

次に、気道表面の線毛細胞や粘液細胞の健全性を維持・増進するために必要な栄養素や成分を、しっかりとることです。栄養素としては、β-カロテンなどのビタミン類や、粘膜の健康維持に必要となる亜鉛などのミネラル類、これら以外にも、未加工の植物性食品には種々の抗酸化成分（ファイトケミカル）が多く含まれており、それらを十分に摂取することが非常に重要です。

さらには、よく噛んで食べることにも大きな意味があります。よく噛むことの刺激で唾液が分泌されますが、唾液は、粘液と共にウイルスを気道から食道へと流し込み、胃に届けて強酸攻めにし、無毒化（不活性化）するために重要となります。よく噛んで食べることを意識するのはなかなか難しいものですが、玄米ご飯を主食にし、根菜や漬物、キノコ類など噛みごたえのある植物性食品を積極的にとるようにすれば、意識せずとも自然とよく噛むようになり、十分な唾液を出してウイルスを胃まで届けられるでしょう。

そして、全身の「真の免疫力」を高めることです。さまざまな方法がありますが、ここではまず、その柱となる考え方（生活習慣）を挙げておきます。

ひとつは日光を浴びることです。世間では、免疫システムへのビタミンDの効果や紫外線によるウイルスの不活性化などが知られるようになりましたが、これら以外にも、太陽の光を浴びることには計り知れないメリットがあります（詳細は第4章で解説します）。

ふたつめは、いわゆる「ブースター効果」を利用することです。ブースター効果とは一般に、何らかの抗原（病原体など）に対応して体内で構築された免疫機能が、同じ抗原と再び対峙することでさらにパワーアップする効果を意味していて、追加免疫効果ともいわれています。しかし、私がここで言いたいのは、もっと広い意味でのブースター効果です。

例えば、今回の新型ウイルス対策として、そこら中に消毒用アルコールや次亜塩素酸水などが利用されました。これらによる最大のデメリットは、環境中の多くの微生物が死んでしまうことです。私たちの体は、環境中の微生物の数や種類が少なくなれば、それに応じて免疫力を落とす仕組みになっているからです。免疫システムの仕事が減れば全体にパワーダウンしていくのは、皆さんもイメージしやすいのではないかと思います。

だからこそ、私たちは自然に生きなければなりません。自然界に抱かれながら、多くの微生物やウイルスと共に生きていく必要があるのです。これは私たちの体でも同じです。多くの常在微生物によって、病原性の強い微生物の侵入や増殖が防がれています。ヒト単独の免疫力には限度があり、実際には常在微生物たち――そしておそらく常在ウイルスたちも――が力強くバックアップしてくれているのです。「消毒」や「殺菌」という行為は、その強力な味方を裏切ることにさえ直結しているといえます。

では、こうした基本を押さえながら、具体的に実践すべき食習慣と生活習慣について、それぞれ少しずつ掘り下げていくことにしましょう。

食事のポイントは「抗酸化」と「抗炎症」

先ほど、抗酸化成分を十分に摂取することが大切であるとお伝えしました。どんな細胞であれ、何らかの活動を行うにはエネルギーが不可欠であり、エネルギーをつくり出すためには酸素が欠かせません。この酸素が細胞内で利用されるプロセスで、そのうちの1～2％が必ず活性酸素に変化します。ということは、私たちが生き続ける限り、活性酸素とは無縁ではいられないというわけです。

そんな活性酸素と言えば、世間では〝悪玉〟のイメージばかりが先行しがちですが、実際にはこちらも細胞の活動には欠かせないものです。例えば免疫細胞（白血球）が外来の細菌やウイルス、異物などを攻撃する際の武器として活性酸素を生成・利用するため、免疫システムの一端を担っていることになります。また、細胞内でつくられた物質が細胞外へ放出される際に、その「通路」をつくるのにも活性酸素が作用するといわれています。

それでも、活性酸素の作用は非常に強力です。たとえ細胞の活動にメリットをもたらす事柄や状況であったとしても、役目を終えて適切に処理されなければ細胞をサビつかせ（酸化させ）、さまざまな老化現象を招いてしまいます。そしてそれは免疫力の低下にも直結します。まさに諸刃の剣だからこそ、その扱いに注意しなければならないのです。そして、食事においては抗酸化を心がけることが極めて重要になってくるのです。

「抗酸化」と共に柱となる、食事におけるもうひとつのポイントは「抗炎症」です。

そもそも炎症とは、外傷や病原体の侵入など、ヒトの体が何らかのダメージを受けた時に、その異常事態を全身で認識して体を守る（体内の環境を一定に保つ）ために絶対不可欠な反応です。病原体に対する炎症反応や、細胞がダメージを受けたりした際の炎症反応など、それぞれのプロセスに白血球や免疫物質がかかわっています。そして、こうした炎症反応を通じて、損傷箇所を修復したり病原体を撃退したりするなど、しかるべき対応を行っているわけです。炎症が生じないと、こうした異常事態にいつまでたっても気づかず、命にかかわる恐れもあります。炎症も決して〝悪玉〟というわけではありません。

とはいえ、これらの炎症反応が強すぎたり、異常事態が解決しているのに小規模な炎症が延々と続いたりすることがあります。特に後者は「慢性炎症」あるいは「低度慢性炎症」などと呼ばれており、がんや心臓病、糖尿病、アレルギー性疾患、さらにはうつ病などの精神疾患に至るまで、さまざまな病気と密接に関連しているのです。

このように、活性酸素と同じように炎症も諸刃の剣であり、抗炎症を心がける（慢性炎症を防ぐ）ことも極めて重要であるわけです。

「究極の食事」で免疫システムを万全に

そこで私が推奨するのが、抗酸化と抗炎症の二本柱で成り立っている「究極の食事」です。この食事は免疫システムを万全にし、「真の免疫力」を身につける上で幅広く貢献します。

「究極の食事」は次の7つのポイントを特徴としています。

①精製や加工の度合いが低い食べ物を選ぶ

…玄米や豆類、野菜、種実類、果物など、できるだけそのまま丸ごと食べる。未精製・未加工のものがベスト。加工されていたとしても、豆腐や味噌などの大豆製品のように日本の伝統的な食べ物を選び、過度に加工されたものは避けるようにする

②三大ミネラルの豊富な食品を多くとる

…マグネシウム、亜鉛、セレンは必須ミネラルの中でも特に重要な「三大ミネラル」であり、「真の免疫力」をはじめ、体内で多くの生命活動に不可欠な存在。玄米ご飯や豆類、種実類などは、これら三大ミネラルをいずれも豊富に含んでいる

③高ＭＡＣ食品を多くとる

…ＭＡＣは食物繊維の総称。腸内細菌が栄養源として利用し、ヒトの健康に幅広く寄与する代謝産物のもとになる。①や②に該当する食べ物はいずれも高ＭＡＣ食品であり、腸管免疫を強固にすると共に、全身の免疫システムのコントロールにも大いに役立つ

④油（脂肪酸）のとり方に注意する

…「高オメガ3‐低オメガ6‐低飽和脂肪酸‐トランス脂肪酸ゼロ」を常に心がける。油のとり方は「真の免疫力」が身につくかどうかを大きく左右する。特に、サイトカインストームを阻止し、感染症の重症化を防ぐ上で極めて重要となる

⑤動物性タンパク源を減らし、植物性タンパク源を増やす

…豆類や種実類を意識して食べるようにしながら、牛肉や豚肉、鶏肉、牛乳や乳製品、卵などを避けるようにする。タンパク質は、「とること」よりも「有効活用すること」のほうがはるかに重要。植物性タンパク源は生体タンパク質の有効活用にも理想的である

⑥できるだけオーガニックのものを選ぶ

…農薬や化学肥料を使わず、遺伝子組み換え技術なども用いられていない、できる限り自然な方法で栽培された農作物を食べる。農薬などの化学物質は脂溶性のものが多いため、脂質を多く含む玄米や豆類、種実類、植物油などは特に要注意

⑦ローフード（生の食べ物）や発酵食品をフル活用する

…いろいろな種類の旬の生野菜を使ったカラフルなサラダ（良質な亜麻仁油のドレッシング）のほか、大根おろしや長芋、ネギやショウガ、ミョウガなどの薬味、旬の果物、さらに漬物や納豆、味噌などの植物性発酵食品も意識して食べる

お気づきのように、「究極の食事」は植物性主体の未加工の食事を基本としています。動物性食品にはさまざまな問題がある一方で、植物性食品はそれらの問題とは全くと言っていいほど無縁だからです。結論としては、タンパク質をとるために肉類を食べる必要はありませんし、牛乳や乳製品も徹底的に避けるべきです。これらはいずれも、「真の免疫力」を阻害することにつながります。

その理由の詳細については、私の近著『超人をつくるアスリート飯』（共栄書房）にまとめ

ましたので、本書では割愛します。アスリートではない人や、運動とは縁がないという人にも大いに役立つ情報が、ぎっしり詰まった一冊です。ぜひお読みになってください。

「生命の鎖」を強靭にして細胞力を高める

20世紀を代表するアメリカの生化学者、ロジャー・ウィリアムズ博士は、体内では合成できず、食べ物から必ず得なければならない数々の必須栄養素について、お互いの関係性を鎖にたとえた理論を提唱しました。それが「生命の鎖」です（図10）。

私たちの体を構成する何十兆個もの細胞ひとつひとつの活動を維持していくためには、20種類のミネラルと20種類のビタミン、8種類のアミノ酸、そして2種類の脂肪酸が全て揃った上で、お互いに協調しながら細胞の周囲（血液中）に存在しなければなりません。前述のように、これらの栄養素は、いずれも体内でつくり出すことができず、必ず食べ物から得なければならない必須栄養素です。

必須栄養素は「生命の鎖」を形づくる1個1個の小さな輪であり、その輪の中で1ヶ所でも弱い部分があれば、生命の鎖はいとも簡単に切れてしまいます。つまり、たったひとつの必須栄養素が不足したり役目を果たさなかったりするだけでも、全身の細胞は正しく機能しなくなることを意味するわけです。

図 10　生命の鎖（イメージ）

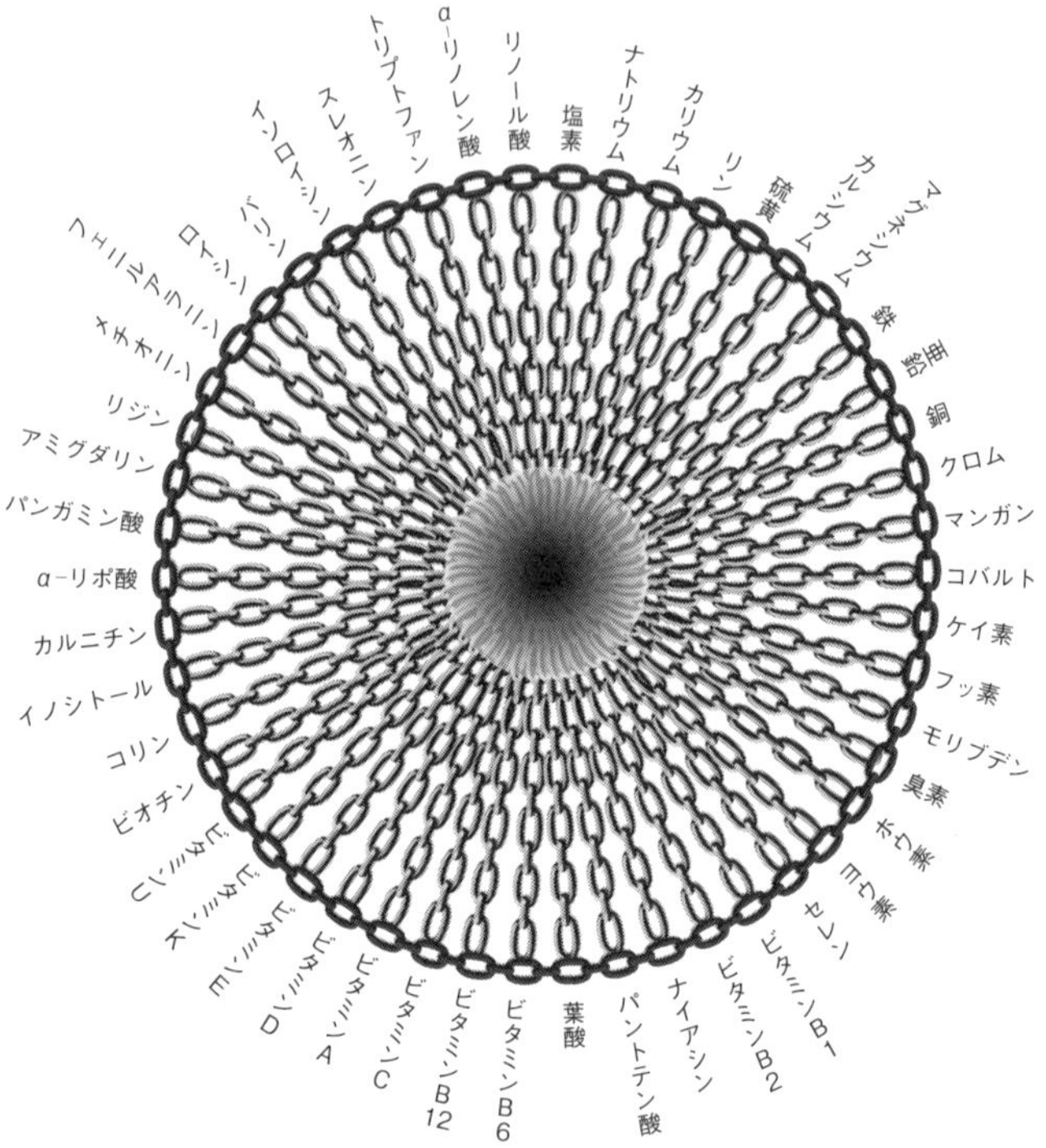

生命の鎖の強さ、つまり健康のレベルは、体に不可欠な栄養素がどれも適切にとられていなければ高い水準には維持できない。これらの栄養素のそれぞれは“個人プレー”をしているのではなく、全体の鎖のひとつひとつの輪となることで“チームプレー”を行っている。

第1章でもお伝えしたように、免疫システムの実体は数々の白血球とその活動であり、白血球は全て細胞です。気道の表面で線毛運動を行ったり粘液をつくり出したりしているのも細胞ですし、白血球をつくり出す骨髄、その通路となる血管やリンパ管、白血球のトレーニングの場となる胸腺や脾臓、腸管免疫の現場となる腸壁や腸粘膜も、全て細胞で成り立っています。細胞の種類や役割、つくり出す物質などはそれぞれ異なってはいるものの、細胞という1個の生命体がいくつも集まって、適材適所の役割を分担しているというのはいずれも共通していいます。また、どんな種類の細胞でも、その基本的な構造や構成成分は同じですし、物質をつくり出す仕組み自体も似通ったものです。そして、各細胞が必要とする栄養素にも同じことが言えます。

要は、全身の細胞が最善の働きをしてくれるようにすれば、「真の免疫力」が発揮されるということなのです。ここでは、細胞の活動に不可欠な種々の必須栄養素を適切な摂取源から得ることが、その大前提となります。いわば、細胞力を高めることが「真の免疫力」に直結するというわけです。

免疫システムに対する「三大ミネラル」のポテンシャル

「究極の食事」のポイントの②に「三大ミネラルの豊富な食品を多くとる」というものがあ

りました。三大ミネラル――マグネシウム、亜鉛、セレン――のポテンシャルについて、それぞれ解説しておきましょう。

マグネシウムは何百種類もの酵素（細胞内で化学反応を調節するための物質）の作用や構成要素に不可欠なミネラルであり、それだけ多くの生命活動に関与していることを意味するわけですが、免疫システムにもダイレクトにかかわっています。

例えば、白血球のＮＫ細胞やＴ細胞の一種には、ウイルスなどに感染した細胞を処理する働きがありますが、マグネシウムが不足すると、この働きが著しく低下することが分かっています。そこでは、これらの白血球が感染細胞を認識するのに必要な目印（受容体）を発現させる上で、マグネシウムが不可欠であることも確かめられています。

また、免疫力にかかわるミネラルといえば、亜鉛のほうが有名かもしれません。亜鉛も、マグネシウムに引けを取らないほど数多くの酵素に不可欠なミネラルであり、免疫システム（特にリンパ球）にも強力なサポートを行っています。

ひとつはＴ細胞のサポートです。主に胸腺の中でＴ細胞を分化・成熟させ、合格したものだけが血液中へと送り出されるわけですが、亜鉛は細胞の分化〜成熟に不可欠な酵素の構成要素です。そのため、この時に亜鉛が足りていないと未熟なＴ細胞が細胞死（アポトーシス）を起こして胸腺が委縮し、Ｔ細胞のトレーニングを正しく行えなくなってしまうのです。

もうひとつはB細胞のサポートです。第1章でもお伝えしたように、白血球のB細胞は自身の受容体を通じて、外部から侵入してきた病原体（抗原）を認識し、その抗原に特異的に結合する抗体をつくり出すことで、病原体を物理的に封じ込めたり、不活性化したり、処理するための目印をつけたりします。また、病原体との闘いがいったん終わった後でも、一部のB細胞は長期にわたってその病原体を記憶し、同じ病原体が再び侵入してきたときに素早く抗体をつくり出して対応できるようにしています。

亜鉛には、主にこのB細胞の受容体に作用することによって、抗体産生をコントロールするという働きがあります。このため、亜鉛が不足するとこうした対応に支障をきたすことになり、免疫力が低下してしまうわけです。

そして、もうひとつ忘れてはならないミネラルがセレンです。マグネシウムや亜鉛に比べて世間の知名度はそれほど高くないかもしれませんが、セレンもさまざまな酵素の作用や構成成分として非常に重要なミネラルです。そして免疫システムとも深く関与しており、抗原に対する白血球の反応を高めたり、サイトカインの生成をコントロールしたりする働きが主に知られています。

セレンは、今回の新型ウイルス感染症に対する効果も報告されています。毛髪中のセレンの濃度（摂取量の過不足の目安となる）が高い人ほど治癒率が高かったというものです[3]。**図11**

図11　毛髪中のセレン濃度と新型ウイルス感染症の治癒率の比較

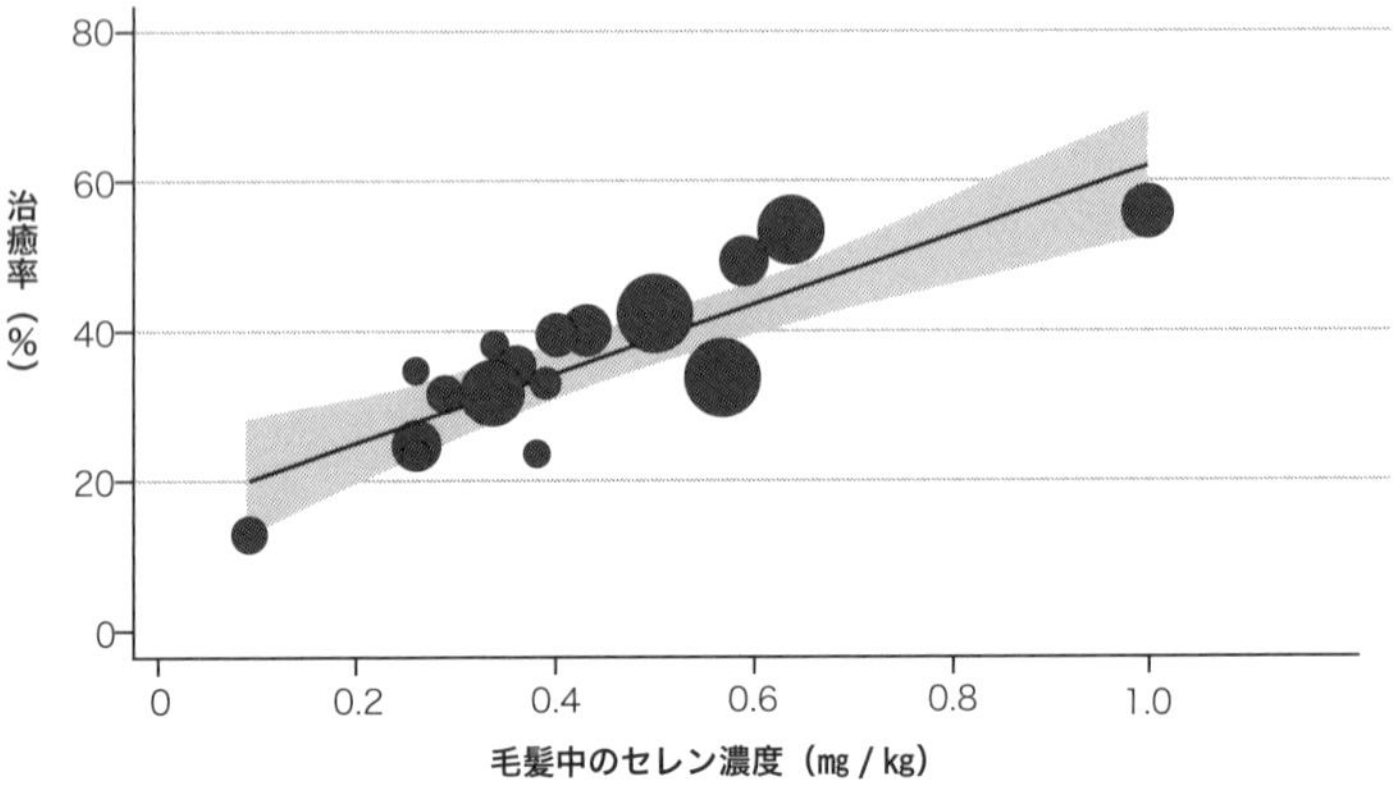

のグラフを見れば明らかであり、新型ウイルス対策の一環として、普段の食事からセレンを十分に摂取しておくことの重要性が伝わってきます。さらに、亜鉛とセレンは、体内でつくられる極めて重要な抗酸化物質（抗酸化酵素）の構成要素としても不可欠な存在であることを忘れてはいけません。ちなみに「究極の食事」においては、玄米や大豆、種実類などの高マグネシウム食品が、亜鉛やセレンの摂取源としても優れています。

マグネシウム、亜鉛、そしてセレン。この3つは必須ミネラルの中でもとりわけ重要な存在です。例えば、がんの予防や改善においてもそれぞれが強力なパワーを発揮するため、究極の抗がんミネラルでもあります。とはいえ、これらの「三大ミネラル」も、他の必須栄養素を含めた「生命の鎖」が強靭であってこそ、初めてそのポテンシャルをいかんなく発揮します。それに、他の必須栄養素も全て、何らかの形で必ず免疫システムに貢献しています。

そして、「生命の鎖」を強靭にするための食事こそが「究極の食事」なのだということです。特に①の「精製や加工の度合いが低い食べ物」には、そのための必須栄養素が豊富に含まれています。食品の精製や加工は免疫力の低下に直結してしまうというわけです。

「真の免疫力」に多方面から貢献するビタミンD

ミネラルに加えてビタミンについても例を挙げておきましょう。特に、「ビタミンDが新型ウイルスに効く」といった情報がインターネットなどで話題になっているのを見かけました。ビタミンと感染症の関連では、「ビタミンCが風邪に効く」などの話のほうが比較的有名だと思います。これは、主にビタミンCの強力な抗酸化作用によるものですが、そもそもなぜ新型ウイルス対策にビタミンDの名前が出てきたのか、不思議に思われた人も多いのではないでしょうか。また、一般にビタミンDといえば、骨に関係するというイメージが先行しがちでもあるように思います。

実は、ビタミンDも免疫システムに深くかかわっています。具体的には、白血球のNK細胞やマクロファージを活発にする作用や、T細胞やB細胞の増殖や成長（分化）を促進する作用などが知られています。

また、病原体への対処にもかかわっています。それは、一般に「抗菌ペプチド」と呼ばれている物質群とのかかわりです。

白血球や、体の表面を構成する細胞（上皮細胞）は、病原体を対処するための武器としてディフェンシンやカセリシジンという抗菌ペプチドをつくり出します。この武器を使って病原体の表面（膜）に穴をあけ、内部の物質や栄養素を流出させることによって、病原体を殺傷・不活性化させるという仕組みです。

「抗菌」という名前がついてはいるものの、この武器が使えるのは決して菌限定というわけではなく、実際には細菌や真菌、ウイルスなどあらゆる種類の病原体に役立ちます。むしろ「抗病原体ペプチド」と呼ぶほうが適切です。生体膜や被膜を持つ病原体が対象となるため、今回の新型ウイルスも該当し、この武器がうまく機能することになります。

そしてビタミンＤは、白血球や上皮細胞がこの武器をつくり出すのを促進することが知られています。特に、気道の粘膜を通じたウイルス感染を防ぐためのディフェンシンを分泌させる働きがあるため、新型ウイルス対策にも非常に心強い存在です。

さらには、ビタミンＤの血中濃度が高い人ほど新型ウイルス感染症の発生率や死亡率が低かったという研究結果も報告されました[4]（**図12**）。そこでは、白血球が炎症性サイトカインを過剰につくり出すのを防ぎ、サイトカインストームを抑制するという、ビタミンＤの作用の仕

図12　ビタミンDは新型ウイルス感染症の死亡率や発症率を下げる

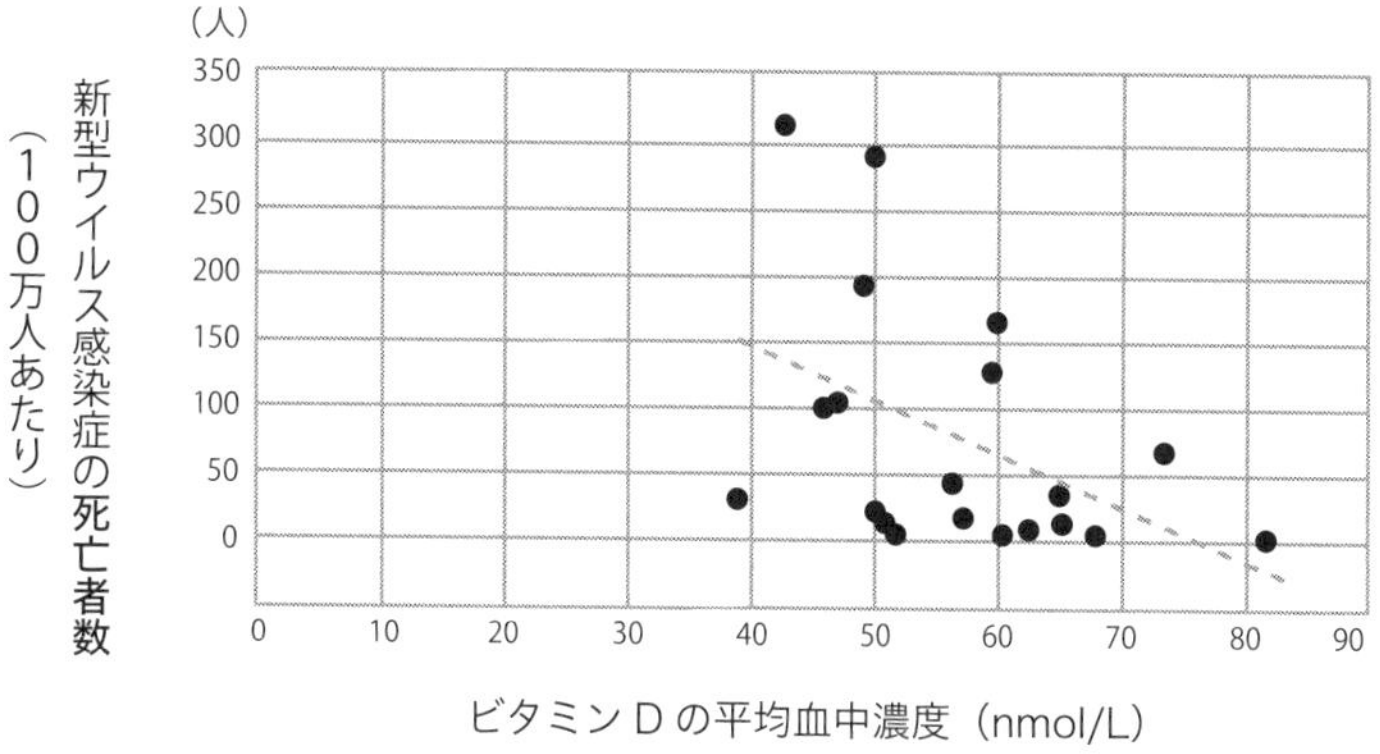

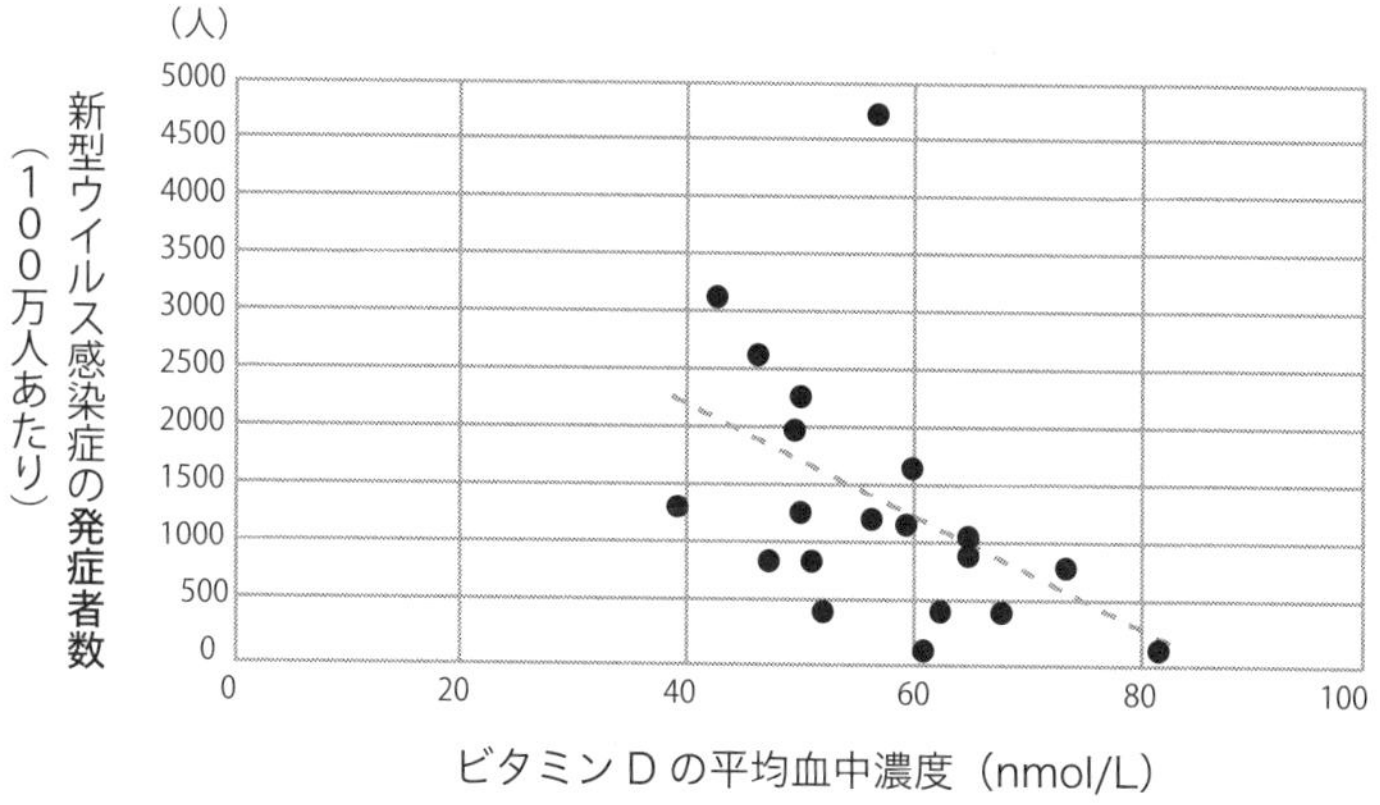

組みについても推測されています。また、逆に、ビタミンDの血中濃度が低い人では新型ウイルスの感染リスクが高いことも、別の研究で示されています。[5]

このように、ビタミンDは実にさまざまな方向から「真の免疫力」を発揮するのに役立っているというわけです。

マグネシウムはビタミンDの効果を絶妙にサポート

ちなみに、そんなビタミンDの働きもマグネシウムあってこそ、ということが分かっています。それは、体内でビタミンDが不足している場合は血中濃度を高め、多すぎる場合は低下させて、ちょうどよい濃度に調節するという働きです。

ビタミンDといえば、日光（紫外線）を通じて皮膚で合成されること（これに関するポイントについては改めて後述します）や、キノコ類などの食べ物に含まれていることが比較的よく知られています。その一方で、マグネシウムとの関連性に言及されることはほとんどないように思います。

日光や食事を通じて皮膚や腸から得られたビタミンDは、血液中のビタミンD結合タンパク質によって肝臓に運ばれ、まずは貯蔵型・不活性型のビタミンDへと姿を変えます。その後、腎臓で活性型に変換され、全身の細胞が持っている受容体に結合することで、初めてビタミン

Dとしての作用を発揮します。役目を終えたものは不活性の代謝産物となって体外に排泄されます。マグネシウムはこれらの化学反応にかかわる種々の酵素の構成要素となることで、ビタミンDの輸送に加えて活性化と不活性化の両方に関与し、体内動態の調節役となっているのです。逆に言えば、マグネシウムが十分になければ、いつまでたってもビタミンDを適切に利用できないことになります。

ビタミンDは、他のビタミンと違ってホルモンのようなものであり、単に多ければよい／多くとればよいというわけではありません。また、水溶性のビタミンB群やCとは異なり、とりすぎる／多すぎると健康を害する脂溶性ビタミンでもあります。安易に大量摂取を続けていると、体内での合成能力にも支障をきたす恐れさえあるのです。

ビタミンDを体内で有効活用するという側面においても随所で活躍する、マグネシウムの万能ぶり・多才ぶりを改めて実感できます。同時に、こんなところからも「生命の鎖」の考え方がいかに重要であるかをうかがい知れます。

新型肺炎を「腸」からくい止める高MAC食

さて、「生命の鎖」には含まれないものの、「真の免疫力」を高める上で欠くことのできない栄養素が食物繊維です。前述のポイント③に登場したMACとは、Microbiota-Accessible

Carbohydrate の頭文字をとった言葉で、私たち人間は利用（消化）できないけれども腸内細菌が利用可能な炭水化物のことを指します。食物繊維と共に、レジスタントスターチという物質もＭＡＣに該当します。

レジスタントスターチは難消化性デンプンとも呼ばれていて、普通のデンプンのようには消化されず、そのまま腸に到達します。つまり、デンプン（糖質）なのに食物繊維と同じような役割を果たすわけです。

レジスタントスターチは、炊飯してから時間がたって冷めたご飯に豊富に含まれます。日本では、おにぎりや寿司、弁当など、冷めたご飯をおいしく食べる文化が根付いています。それに、玄米や豆類は食物繊維が豊富である上に、加熱調理後に冷ますというプロセスを経なくても、別の種類のレジスタントスターチがもともと多く含まれています。つまり「究極の食事」を実践してさえいれば、ＭＡＣの恩恵を余すことなく受けることができるのです。

高ＭＡＣ食が腸管免疫を強固にすると共に、全身の免疫システムのコントロールにも大いに役立つ理由は「短鎖脂肪酸」という物質にあります。短鎖脂肪酸は、腸内細菌がＭＡＣを栄養源に活動した際につくり出す物質（代謝産物）の一種で、酢酸・プロピオン酸・酪酸の3種類が主な短鎖脂肪酸として知られています。これらは弱酸性の性質があり、腸壁の細胞のエネルギー源にもなるため、腸内環境が良好に保たれ、ひいては腸管免疫も健全にしてくれます。しかし、免疫システムに対する短鎖脂肪酸の効果はそれだけにとどまりません。

皆さんは、第1章で「制御性T細胞」という言葉が登場したのを覚えているでしょうか。白血球（リンパ球）のT細胞のうち、さまざまな免疫反応の強さを調節する役割を持っている種類で、今回の新型ウイルス対策においても非常に大きな鍵を握る存在だと紹介しました。実は、短鎖脂肪酸の中の酪酸は、この制御性T細胞を腸でトレーニングするのに重要な役割を果たしているのです。

腸でトレーニングを受けた制御性T細胞は、免疫反応の暴走を防ぐブレーキ役として機能します。つまり、アレルギー性疾患や自己免疫疾患を防ぐだけでなく、新型ウイルス感染症においても重症化を防いでくれるわけです。これが、高MAC食のポテンシャルです。

「油」のとり方が免疫力を大きく左右する

「究極の食事」のポイントの中でも、おそらく皆さんが最も不思議に思っているのが、④の油と免疫力の関係ではないでしょうか。「油」のとり方は「真の免疫力」が身につくかどうかに対し、ダイレクトに影響する――。「突然そんなことを言われても全くイメージできない」という声さえ聞こえてきそうです。

まず、私たちの体を構成する細胞は、主に脂質でできた膜で覆われています。また、細胞内

図13　ヒトの健康における脂肪酸バランスの重要性

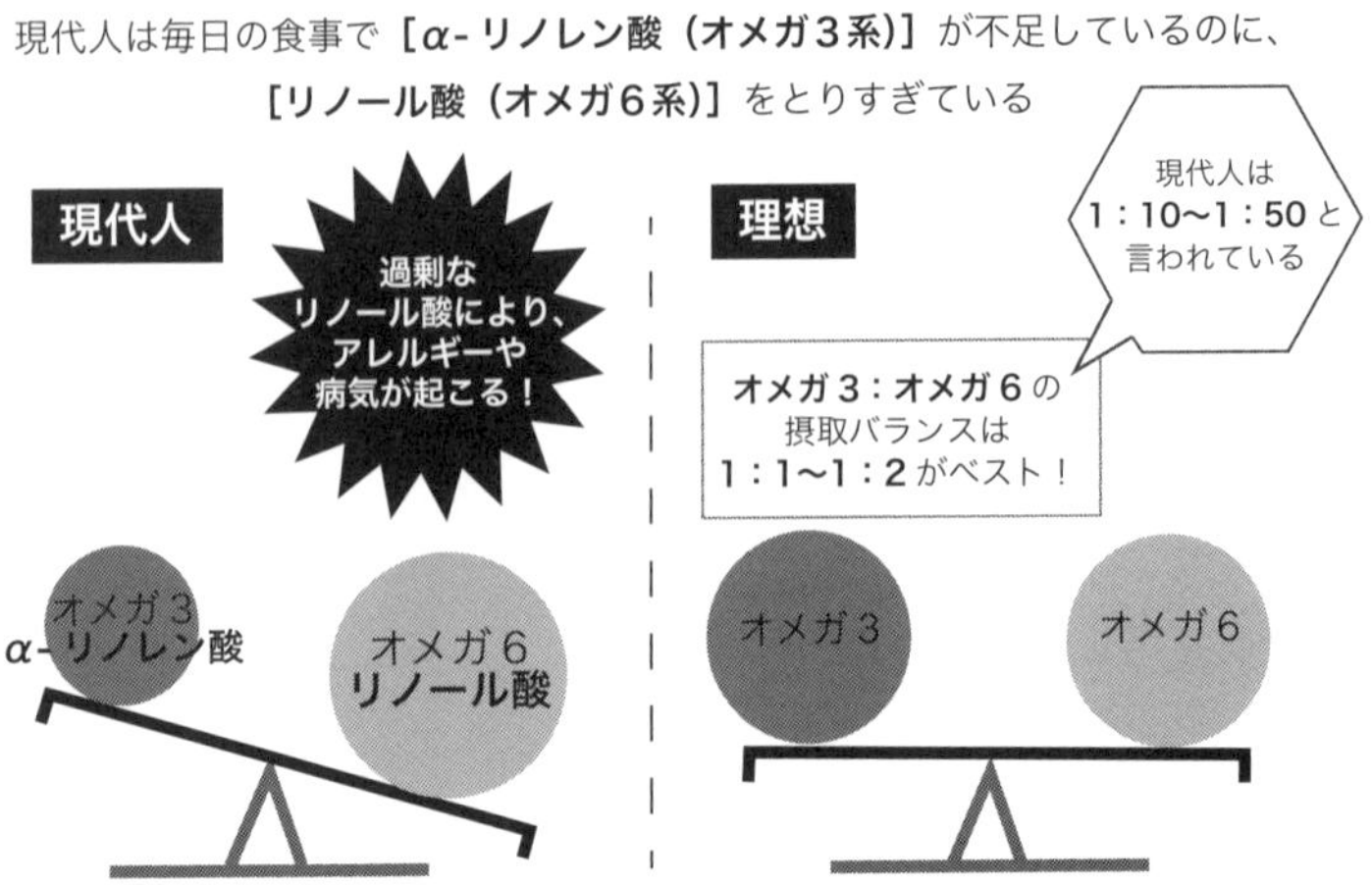

現代人は1：10〜1：50と言われている
オメガ3：オメガ6の摂取バランスは1：1〜1：2がベスト！

現代人は毎日の食事で［α-リノレン酸（オメガ3系）］が不足しているのに、
［リノール酸（オメガ6系）］をとりすぎている
過剰なリノール酸により、アレルギーや病気が起こる！

の核やミトコンドリアなどの小器官も、同じような膜で包まれています。この膜は、単に仕切りとしての役目を果たしているだけではありません。栄養素を取り入れて老廃物を排出したり、細胞内や小器官内でつくり出した物質を外に移動させたり、細胞外や小器官外の物質や情報をキャッチしたりするなど、その役割は実に多岐にわたります。

こうした役割が正しく行えるかどうかは、膜を構成する脂質（脂肪酸）の種類と比率に大きく左右されます。特に、「生命の鎖」を形づくっている2つの必須脂肪酸がそれぞれに所属するグループ（α-リノレン酸が所属する「オメガ3」と、リノール酸が所属する「オメガ6」）が、適正な比率で存在するかどうか――オメガ3が豊富に含まれるかどうか――は、最も重要な意味を持っています（図13）。

細胞の膜や小器官の膜にオメガ3が十分にあると、膜の柔軟性や流動性が高まり、それぞれの役割がスムーズに行われます。逆にオメガ3が不足すると膜の柔軟性や流動性が低下し、全ての役割に支障をきたしてしまいます。まずはこの点で、気道や腸壁、骨髄、胸腺、脾臓などを構成するそれぞれの細胞、そして数々の白血球が実力を存分に発揮できるかどうか、つまり私たちが「真の免疫力」を発揮できるかどうかが決定づけられるわけです。

もうひとつは、オメガ3とオメガ6が炎症反応のコントロールにも極めて重要な役割を果たしていることです。細胞の膜を構成しているオメガ6からは、主に炎症を促進する物質、オメガ3からは主に炎症を鎮静する物質がそれぞれつくり出され、お互いに相反するシーソーのような働きによって炎症反応をコントロールし、体内の環境を一定に保っています。

抗酸化と抗炎症のところでもお伝えしたように、炎症は体を守るために絶対不可欠な反応です。しかしそれは、状況に応じて適切にコントロールされてこそ、初めて意味をなすものなのです。

現代の私たちの食事内容は、オメガ6過多–オメガ3過少に拍車がかかっていて、細胞の膜や小器官の膜を構成するオメガ3とオメガ6の比率も大きく乱れている恐れがあります。オメガ6は、サラダ油やゴマ油、飲食店の調理油など、私たちの食生活の中で摂取源があふれかえっているのに対し、オメガ3は亜麻仁油など特定の食品に摂取源が限られ、意識してとるようにしないと、いとも簡単に不足してしまうからです。

その結果、体内では炎症反応が過剰になったり、慢性炎症が起こりやすくなったりしている一方で、異常事態が解決しても炎症反応が適切に鎮静されにくいという状況になってしまっています。それは「真の免疫力」を発揮するには程遠い状況です。

これらのことが、油のとり方と免疫力が深く関係しているという主な理由です。

サイトカインストームを防ぐための救世主たち

ここで皆さんに思い出していただきたいのが、新型ウイルス感染症の重症化をもたらしていた「サイトカインストーム」という現象です。

復習しておくと、サイトカインはウイルスなどに感染した細胞がつくり出す炎症関連物質の総称で、感染細胞から放出されるとＳＯＳの信号となり、Ｔ細胞やマクロファージなどの白血球がそれを察知して感染細胞の現場まで駆けつけます。サイトカインはこれらの白血球を活性化することで、さらにサイトカインを放出するように促進します。この一連の仕組みが制御不能となって免疫システムが暴走し、炎症性サイトカインが過剰になることで、感染細胞が発生した組織や臓器に深刻なダメージを受けてしまうのがサイトカインストームです。

そして、新型ウイルスそのものではなく、サイトカインストームが重症化を招いていること、サイトカインストームが起こる人と起こらない人がいることをポイントに挙げました。その解決策になるのが、細胞の膜の脂肪酸からつくり出される「救世主たち」なのです。

これまでは、細胞の膜のオメガ3とオメガ6からつくり出される物質（脂質メディエーター）の代表格として、プロスタグランジンなどがよく知られていて、オメガ6由来のプロスタグランジンは総じて炎症を促進し、オメガ3由来のプロスタグランジンは炎症を抑制することで、炎症反応をコントロールしていると考えられてきました。

しかし近年では、プロスタグランジンなどとは別に、炎症を解決させる特別専門部隊のような物質群（炎症収束性脂質メディエーター／SPM）もつくられることが分かってきているのです。ちなみに、SPMの多くはオメガ3由来（レゾルビンやプロテクチン、マレシン）なのですが、炎症を促進するイメージの強いオメガ6由来の脂質メディエーターにもSPM（リポキシン）の存在が確認されているのが、興味深いところです。適切な比率でありさえすれば、オメガ6も決して〝悪玉〟ではないのだということが伝わってきます。

そして実際に、これらのSPMが、新型ウイルス感染症の重症患者にみられる臓器損傷を制限することも報告されています。[6] そこでは、新型ウイルスの感染によって急性呼吸窮迫症候群（ARDS）が誘発された場合であっても、SPMが正しく機能すれば、マクロファージの処理能力を促進し、炎症性サイトカインの産生を減らし、白血球の異常増加を阻止することなどを通じて、新型ウイルスに対する獲得免疫や抗体産生を促進しうるというメカニズムについても説明されているのです。

つまり、サイトカインストームが起こる人はオメガ6過多–オメガ3過少の食生活を続けているせいで、炎症を促進する物質ばかりがつくられ、炎症を抑制したり収束に向かわせたりするような物質が十分につくられないという因果関係が推測できます。逆に、普段からオメガ3を十分に摂取し、オメガ6との比率も保たれている人は、サイトカインストームが起こりにくい体になっている、すなわち重症化しにくい体になっているということです。

ちなみに、新型ウイルスの重症患者では血栓のリスク（脳卒中などのリスク）も高いことが報じられていました。白血球の好中球は、独自の網のような構造を放出してウイルスを中に閉じ込め、不活性化させる仕組みを持っていますが、サイトカインストームのせいでこの仕組みが過剰に働き、放出した網が周囲の血液まで固めてしまうことがあるのです。

これにあわせて、オメガ6由来の脂質メディエーターには、出血した際などに血液を固めて止血しやすくする（凝血作用を持つ）種類のものもあるため、オメガ6過多–オメガ3過少のせいでこの作用が異常に強まり、血栓が発生しやすくなっていたのではないかと推測できます。いずれの場合であっても、高オメガ3が血栓の予防にも役立つことは間違いありません。

オメガ3のα-リノレン酸とオメガ6のリノール酸は、いずれも必須脂肪酸です。体内でつくり出すことはできず、必ず食事から得なければなりません。さらに、これらの必須脂肪酸が細胞や小器官の膜の材料として組み込まれたり、炎症をコントロールする物質へと姿を変えたりするためには、それぞれの化学反応を専門とする酵素が必要となり、こうした酵素が働くためには、さまざまなミネラルやビタミンも不可欠です。

やはりここでも、「生命の鎖」を強靭にしておく必要があるというわけです。

免疫システムをことごとく蝕むトランス脂肪酸

このように、普段の食生活では高オメガ3-低オメガ6を心がけることが非常に大切ですが、油のとり方ということでは、残りの「低飽和脂肪酸-トランス脂肪酸ゼロ」も一緒に実践しないと、残念ながら全く意味がありません。

飽和脂肪酸は、肉の脂身やラード（豚脂）、ヘット（牛脂）、バターなどの動物性油脂食品に多く含まれる種類の脂肪酸で、細胞や小器官の膜の構成成分にもなりますが、こちらは必須脂肪酸ではなく体内でもつくり出すことができます。しかも、過剰だと炎症を誘発するため、できるだけとらないようにすべきです。

なお、ココナッツ油やパーム油など、一部の植物性油脂食品にも飽和脂肪酸は多く含まれています。特にパーム油はありとあらゆる加工食品に多用されているため、注意が必要です。

しかし、そんな飽和脂肪酸とは比較にならないほど問題なのがトランス脂肪酸です。細胞や小器官の膜を構成している脂肪酸の働きをことごとく阻害します。トランス脂肪酸が膜の構成成分に組み込まれてしまうと、膜の柔軟性や流動性が損なわれ、本来の役割を果たすことができなくなります。さらに、オメガ3やオメガ6のように脂質メディエーターとして機能することもない上に、オメガ3やオメガ6から脂質メディエーターがつくられるのも阻害してしまうのです。これらの事態が気道や胸腺、脾臓、骨髄、腸壁の細胞、さらには免疫細胞（白血球）で発生すれば、もはや免疫システムが大混乱に陥るのは、皆さんも容易に想像できることでしょう。

人工的なトランス脂肪酸は栄養素ではなく、明確な有害物質です。「生命の鎖」をあらゆる方向からズタズタに断ち切ってしまうような極悪非情の存在なのです。現に、世界保健機関（WHO）が2023年までにトランス脂肪酸を世界全体から根絶しようと呼びかけているのが、トランス脂肪酸の問題の深刻さを如実に物語っていると思います。

そんなトランス脂肪酸の摂取源となるのは、植物油に水素添加という工程が行われて製造されたマーガリンやショートニングのほか、これらが使われたパンや焼き菓子、スナック菓子、コンビニスイーツ、揚げ物など、多岐にわたります。それにもかかわらず、市販されているどの食品にどれだけのトランス脂肪酸が含まれているかということさえ知る由もないのが、日本の現状なのです。私たちが自衛するためには、これらの高リスク食品を徹底的に避けるしかありません。

トランス脂肪酸がいかに危険な有害物質であり、トランス脂肪酸の問題がいかに深刻であるかについては、私の著書『トランス脂肪酸から子どもを守る』（共栄書房）にまとめましたので、ぜひお読みください。子どもだけでなく、老若男女が徹底的に注意すべき「人を殺す油」です。決して大げさな話ではありません。

健康の初期設定レベルを高くするための食べ方

なお、子どもということでは、人の生涯を通じた健康のよしあしは、胎児期や乳幼児期に決まってしまうといっても過言ではありません。

近年、成人期に発症する慢性疾患（いわゆる生活習慣病）のリスクは、遺伝的素因や成人期の生活習慣だけでなく、胎児期や乳幼児期の環境に左右されるという考え方が支持されるようになっています。いわゆる、「健康や病気における胎生期起源」（Developmental Origin of Health and Disease）説です。平たく言えば、生まれながらにして持っている遺伝的な性質や特徴は、そのまま受け継がれるのではなく、生まれた後の環境のさまざまな影響を受けて、良くも悪くも変化するという考え方です。

また、妊娠中の低栄養状態が、生まれてきた子どもの健康の初期設定レベルを下げてしまい、それが生涯にわたって悪影響を及ぼしてしまう恐れがあります。現に、妊娠や出産のトラブルに加え、生まれてきた子どもたちの発達障害などの健康問題も増加の一途をたどっていますが、そこには妊娠中の母親の食習慣や生活習慣がダイレクトにかかわっていることを知っておかなければなりません。

なかでも、どんな種類の脂質を摂取するかが人生を決定づけます。オメガ3の豊富な亜麻仁油などを、幼少期から、さらには胎児期や乳児期から母親がしっかりとっていれば、健康の初期設定レベルが高まり、子どもたちは賢く元気に育っていきます。ウイルスや微生物とも仲良く暮らしていけることでしょう。対照的に、トランス脂肪酸などの「悪い油」だらけの食事を続けていると、子どもたちは全く正反対の人生を余儀なくされてしまうのです。

私は常々、「子どもが病む社会に未来はない」と訴え続けています。実際、今のままだと日本の子どもたちに明るい未来など訪れる気配すらありません。そんな世の中を変えるべく、2018年に私が立ち上げたのが日本幼児脂質栄養学協会（JALNI）です。

JALNIの活動理念は脂質（油のとり方）に重きを置いてはいますが、それはあくまでも象徴としての位置づけです。食や栄養をはじめ、子どもを取り巻くさまざまな環境を少しでも是正・改善していくための取り組みを、こうした趣旨に賛同してくださる方々と一緒に、全国各地で推進しています。

ＪＡＬＮＩの詳細や活動の様子についてはホームページ（jalni.localinfo.jp）をご覧になってください。

高温調理は免疫システムを不必要に刺激してしまう

「究極の食事」のポイント⑦、ローフードと発酵食品について、免疫システムの観点から説明しておきます。まずは非常に示唆的な研究結果を紹介しましょう。

研究では、さまざまな年齢の男女10名に、生の食べ物と加熱調理した食べ物を、異なる量の組み合わせでそれぞれ食べてもらいました。すると、生の食べ物を与えられた人では白血球数に変化がみられなかったのに対し、加熱調理された同じ食べ物を摂取した人では、白血球数が異常に増加していたのです。

最終的に、ヒトの体は加熱調理した食品や加工食品が全体の半分以上を占めるような食事を「異物」であると判断し、白血球の異常な増加が生じること、逆に、未調理や未加工の食品が半分以上の食事だと白血球が異常に増加することはなく、免疫システムが誤作動を起こすこともないと結論付けています。

加熱調理した食品や加工食品を摂取すると、白血球が消化器官に集まってきて異常に増加することが知られています。前述したように、病原体や異物の侵入は、もともと「食」を通じてのものが圧倒的に多いことから、白血球の半分以上が腸に集中していて、病原体や異物が腸壁から侵入して全身に到達してしまわないように防御しているわけです。

免疫システムの立場から見ると、「食べる」という行為はただでさえリスクを伴うものなのだと実感できますが、加熱した食品や加工食品をとると白血球がさらに増えるということは、白血球にとって、これらの食品は相当に警戒すべき相手なのでしょう。

現に、揚げる・炒める・焼くといった高温での加熱調理や過度の加工を行うと、その食品中にさまざまな種類の有害物質が大量に発生します。高温調理の肉類（動物性食品）で特に顕著なのですが、たとえ植物性主体の食事を心がけていても、食品の加工度合いや調理法しだいでこうした有害物質の摂取リスクが高まります。これが腸壁の白血球を不必要に刺激し、「真の免疫力」の妨げにもなってしまいかねないというわけです。

その反面、ローフードであればこうしたリスクを伴わない上に、加熱調理で壊れてしまったり流出してしまったりする恐れのある数々のミネラルやビタミン、ファイトケミカルも、しっかり摂取することができます。さらに、ローフードには消化を助けてくれる食物酵素が含まれていて、そこからも恩恵を受けることができます。しかし食べ物を加熱調理すると食物酵素が変性し、消化のサポートが期待できなくなってしまうのです。

結局のところは、160℃～200℃にもなる前述のような高温調理ばかりに頼ることなく、水分を伴った100℃程度の茹でる・煮る・蒸すといった調理、さらには「生のまま食べる」といったように、いろいろな調理法を取り混ぜた食事を心がけていれば、加熱調理に伴うさまざまな有害物質の悪影響を最小限にとどめられ、ひいては免疫システムをむやみに刺激することもなくなります。

やや逆説的な表現にはなってしまいますが、加熱調理のリスクを避ける意味でも、毎日の食生活にローフードをふんだんに取り入れるようにしてください。

漬物が腸管免疫をサポートする仕組み

もうひとつの発酵食品ですが、「究極の食事」においては、日本が誇るべき発酵文化と植物性発酵食品の数々を外すわけにはいきません。その代表格ともいうべき野菜の漬物は、和のローフードであり和の発酵食品でもあります。

そもそも発酵とは、細菌や真菌などの微生物、あるいはこれらの微生物がつくり出す酵素が、私たち人間にとって有用な物質を生み出す現象やそのプロセスを意味するものです。次ページの**図14**のように、さまざまな微生物が発酵にかかわっています。この時、人間に有用ではない

図 14　発酵にかかわる身近な微生物

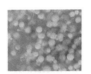

麹菌

日本人に最も身近な微生物。日本でしか育たないとされており、「国菌」にもなっている。

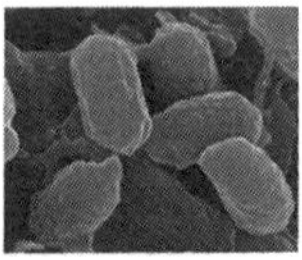

納豆菌

稲わらに多く住み着いている細菌。ナットウキナーゼという固有の酵素をつくり出す。

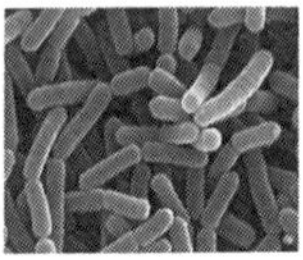

乳酸菌

糖を餌に乳酸を多量につくり出す細菌群。腸内フローラのバランスを調整する。

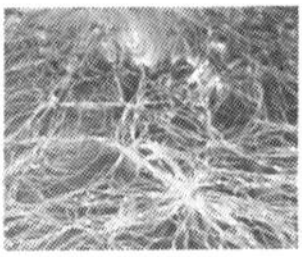

酢酸菌

もろみに酢酸菌を入れることで、アルコールを原料に発酵し、酢ができる。

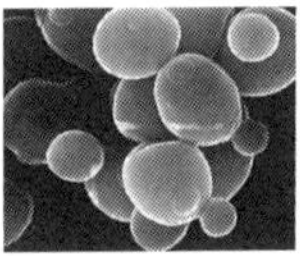

酵母

約 500 種類もあり、イーストとも呼ばれる。パン酵母やビール酵母がよく知られる。

物質（有害物質）を産生すれば、それは発酵ではなく「腐敗」と呼び方が変わるわけです。発酵と腐敗の仕組みには何ら違いはなく、単に人間側の都合によって区別しているにすぎないのです。

ここで、「真の免疫力」に対する植物性発酵食品の重要性をお伝えする上で、「すんき漬け」という漬物を紹介したいと思います。すんき漬けは、長野県の木曽地方に伝わる伝統的な発酵食品で、地元の品種の赤かぶ（すんき菜）の漬物です。塩を使わずに漬け込んで発酵を促進させるのが特徴で、主に乳酸菌などの微生物が活動することによって、独特の酸味や風味が生まれます。

長野県は、２０１０年度の平均寿命が男女とも全国第１位となり、その後も高い順位を維持しています。また、アレルギー性疾患の罹患率が全国平均より低い県としても知られています。なかでも木曽地方の罹患率の低さは際立っていて、長野県全体と比較しても約3分の1にすぎません。そしてそこには、木曽地方で日常的に食べられているすんき漬けが深く関与しているのではないかと考えられるのです。ここでもポイントとなるのは「腸管免疫」です。

何度もお伝えしているように、ヒトの腸（小腸）には白血球の約半数〜7割が集中していますが、その中にはヘルパーT細胞というものも含まれます。ヘルパーT細胞は、リンパ球のT細胞からさらに変身（分化）したもので、樹状細胞やマクロファージといった別の白血球から病原体や異物の情報（抗原）を受け取り、サイトカインなどをつくり出して免疫システムを調節しています。

ヘルパーT細胞のうちTh1細胞とTh2細胞は、それぞれが異なる種類のサイトカインをつくり出すことによってお互いの機能を制御しあい、全身の健康を支えています。この時、Th1細胞の働きが強すぎると自己免疫疾患などを起こしやすく、逆にTh2細胞の働きが強すぎるとアレルギー性疾患などを発症しやすくなるといわれています。

Th1細胞とTh2細胞の機能のバランスを考えた場合、Th1細胞がやや優位な状態が最適であるとされています。しかし現代人は、食習慣や生活習慣の悪化に伴ってTh2細胞の優位に傾いているため、アレルギー性疾患を生じやすくなっていると推測されています。そしてここで木曽地方の話に戻すと、常食されているすんき漬けに含まれている乳酸菌などの発酵微生物や、微生物がつくり出したさまざまな物質（代謝産物）が、Th1細胞を優位の状態にすることで、アレルギー性疾患の少なさに貢献しているのではないかと考えられるというわけです。

さらには、すんき漬けは前述の制御性T細胞の働きにも一役買っていると考えられます。野菜の漬物には食物繊維も豊富に含まれているからです。食物繊維を栄養源に腸内細菌がつくり出す短鎖脂肪酸の酪酸は、腸壁での制御性T細胞のトレーニングにかかわり、トレーニングを無事に終えた制御性T細胞は免疫反応の暴走を防ぐブレーキ役となります。

「真の免疫力」とは、免疫システムが常に適切にコントロールされている状態です。ひょっとすると、アレルギーと感染症は関係ないと思われたかもしれませんが、免疫システムが適切にコントロールされていれば、アレルギー性疾患も感染症も、発症や重症化を防ぐことができるのです。そしてそこに、日本伝統の漬物が大いに役立ちうるのです。

もちろん、すんき漬けだけしか役に立たないというわけではありません。日本各地にさまざまな種類の伝統的な野菜の漬物が存在していて、その多くにすんき漬けと同様の効果が期待できます。その一方で、食品添加物まみれの調味液に漬けただけで発酵もしていないような「漬物もどき」が多く出回っていますが、これでは全く意味がないばかりか、むしろ「真の免疫力」を脅かしかねません。伝統的な本物の漬物、さらには味噌や納豆などの植物性発酵食品を、毎日の食卓にどんどん登場させましょう。

その食事が新型ウイルスの感染と重症化を助長する

このように、「究極の食事」が多方面から新型ウイルス対策に役立つのとは対照的に、現代人の大半は、それとは全く正反対の食事をとっているのが現状です。前述のポイントに照らし合わせてみると、総じて次のような特徴や傾向がみられます。

▼精製・加工の度合いが高い（特に白米や精白小麦粉、白砂糖への依存度が高い）
▼ミネラルやビタミン、ファイトケミカルが不足して「生命の鎖」が弱まっている
▼食物繊維やレジスタントスターチも少ない低ＭＡＣ食
▼オメガ３過少─オメガ６過多─高飽和脂肪酸─高トランス脂肪酸という、最悪の「油」のとり方になっている
▼動物性タンパク源が多く植物性タンパク源が少ない
▼農薬や化学肥料、遺伝子組み換え技術が用いられた食べ物で満ちあふれている
▼揚げ物や炒め物など高温調理の食べ物ばかりに偏っている

こうして比べてみると、本当に何もかもが全く違っていて、食事の質に雲泥の差があることが改めて実感できます。そして、これらの特徴や傾向は、いわゆる欧米型の食事と共通することにも気づくはずです。現に、欧米で新型ウイルス感染症の重症者や死者が多発している大きな要因のひとつは、まさにこのような「正反対の食事」をしている人が多いことではないかと推測されます。

例えば、感染者数や死者数が世界的にも深刻な国のひとつにイタリアがあります。人口6000万人の国で3万5千人を超える人が亡くなっているわけですが、被害が集中しているのはイタリア北部であり、南部の地域では感染が拡大していません（2020年8月現在）。もちろんそこには、イタリア北部は大都市が多く人口密度も高いという理由もあるでしょうが、私は食生活の違いも大いに影響しているのではないかと考えています。

イタリア南部は、いわゆる「地中海食」の地域です。全粒穀物や豆類、野菜、果物、魚介類をたくさん食べ、素材を生かしてシンプルに調理するという食文化が根付いています。これに対し、北部ではバターやチーズ、生クリームなどの乳製品をふんだんに使い、牛肉や羊肉の料理が多いのが特徴です。リゾットなど米を使った料理も北部の食文化ですが、そこにはバターやチーズが入るほか、玄米ではなく白米を用いるケースがほとんどであり、このあたりは今の日本の食生活とも共通しています。

つまり、イタリア南部では「究極の食事」との類似点が多いからこそ感染拡大が食い止められ、北部では「正反対の食事」が感染拡大や重症化を助長してしまったのではないか……という図式が見えてくるわけです。これはおそらく、南北で同様の食文化の違いがあるスペインやフランスでも、似たような傾向がみられるのではないかと思います。

また、欧米諸国に比べて、日本や韓国、中国、台湾といった東アジア、あるいはタイやインドネシア、ベトナムなど東南アジアの国々では、総じて感染者数や死者数が少なくて済んでいます。いずれの国でも食の欧米化が進んでいるとはいえ、米を主食として農作物にも恵まれた「アジア型の食事」が、何とか形をとどめているからではないでしょうか。そこには、漬物をはじめとする多種多様な発酵文化がそれぞれの地で根付いていることも、大きく貢献しているのではないかと考えられます。

その一方で、日本ではコロナ禍に伴ってレトルト食品やインスタント麺などの買い占め騒ぎが起こりました。テレワーク（在宅勤務）や休校で家族が自宅で食事をする機会が増え、手軽に準備できるものが重宝された格好です。こんな時だからこそ質の高い食事が重要なのに、これでは本末転倒としか言いようがありません。こんな「正反対の食事」に頼っていては、大切な家族の感染や重症化のリスクを意図的に高めているようなものです。

だからといって、手の込んだものをつくる必要は全くありません。良質な亜麻仁油をかけたたっぷりの生野菜サラダに、玄米ご飯と味噌汁、あとは漬物や納豆があれば、十分に立派な「究極の食事」が成立するのです。

欧米食に潜む重大なリスク――残留農薬の問題

「究極の食事」のポイント⑥、「できるだけオーガニックのものを選ぶ」についてですが、これは食の欧米化に伴ってさらに深刻になっている問題の代表例です。それにもかかわらず、多くの人が十分に、あるいは全く認識していないのではないかと思います。ましてや、残留農薬の問題が新型ウイルス対策に悪影響を及ぼすという因果関係にいたっては、イメージすらわかないという人がほとんどかもしれません。

アメリカでは１９８０年代以降、「ラウンドアップ」という除草剤の販売量が増加の一途をたどっています。世界のあらゆる国々で販売されていますが、その大半を占めているのが北米と南米です。そして、これらの国々でラウンドアップを用いて栽培された小麦などの農作物が日本に輸入され、パンやパスタ、うどんやラーメンなどの麺類、焼き菓子やスナック菓子など、さまざまな小麦粉食品へと姿を変え、老若男女の体内に入りこんで心身を蝕んでいます。最終的には、子どもたちの発達障害や若年層の精神疾患、成人におけるがんや種々の生活習慣病の発症などを助長すると共に、今回の新型ウイルス感染症の重症化や死亡にも寄与してしまっているのです。

このまま放っておけば、こうした健康被害がますます増加することになります。

ラウンドアップの主成分はグリホサートと呼ばれる物質ですが、他にもさまざまな添加物が含まれており、これらが細胞内へのグリホサートの浸透度を大幅に高める役割を果たしています。こうして雑草の細胞に浸透したグリホサートが毒性を発揮し、雑草を枯らしてしまうわけです。

このため、グリホサート単独の場合よりも、ラウンドアップという商品になったほうが毒性は強く、実に100倍にも達するといわれています。さらに、ラウンドアップの添加物のほうがグリホサートより毒性が強いことも知られています。それにもかかわらず、ラウンドアップの毒性についてはグリホサート単独での試験結果が流用されているだけなのです。これは、法律の網をくぐり抜けるための常套手段だと言えます。

また、グリホサート単独の毒性は植物限定で動物には害がないと言われていますが、実際には、ヒトを含めた動物に対する危険な毒性が次々と明らかにされています。例えば人体に対する毒性としては、遺伝毒性や酸化ストレスが挙げられます。今回の新型ウイルス感染症に当てはめると、第2章でお伝えしたように体内でのウイルスの変異を激化させたり、酸化ストレスの増大による肺炎を助長したりすることにつながります。

さらに、ラウンドアップはヒトの腸内細菌に対しても深刻な影響を与えることが分かっています。抗生物質は、医薬品として体内に入ってくるだけでなくさまざまな食品が摂取源となりますが、こうした食品に含まれる微量の抗生物質であっても、ラウンドアップと一緒に取り込まれると、腸内フローラが大打撃をこうむることになります。死んでしまう細菌種や、勢力を大幅に落としてしまう細菌種がいれば、逆に病原性を持つ細菌種が耐性を獲得し、異常増殖してしまったりするのです。その結果、腸内細菌の生態系（勢力図）を大きく変えてしまい、腸管免疫にも甚大なダメージをもたらし、最終的には「真の免疫力」をことごとく妨害してしまうのです。

週2回の小麦粉製品でグリホサートが大量蓄積！

世界を見渡すと、グリホサートに関して禁止の方向に大きく舵を切っています。

アメリカでは、グリホサートの長期使用でがんを発症したとして、開発企業のモンサント社とそれを引き継ぐバイエル社を相手に損害賠償を求める裁判が相次いでいます。原告数は5万人近く、和解金の総額は1兆円程度にも及ぶとみられています。

ＥＵでは、ドイツやオーストリアがグリホサートの全面禁止を決めていますし、フランスは2023年までに段階的に廃止することが決定されています。北欧やロシアも同じです。アジアでは、タイやベトナム、スリランカがグリホサートの輸入禁止を決めています。他にも多くの国々で、グリホサートの使用や、グリホサートが残留する農作物や食品の輸入を全面禁止する方針になっています。

一方の日本はどうなのかというと、信じられないことに、2017年にアメリカからの要請を受けて、多くの輸入農作物中のグリホサートの残留基準値が大幅に緩和されたのです。小麦にいたっては5ppmだったのがなんと30ppm、実に6倍です。これは、国際基準の最大値にまで引き上げられた格好です。

農林水産省の調査では、カナダ産の輸入小麦のほぼ全て、アメリカ産の9割以上に、グリホサートが検出されることが明らかになっています。また、日本で売られているおなじみの食パンや小麦粉、小麦粉製品にグリホサートが検出されています（**図15**）。これは、日本で流通している小麦粉や小麦粉製品の多くに輸入小麦が使われており、そこにグリホサートが残留していることを如実に物語るものです。

ちなみに日本国内では、収穫前の小麦にグリホサートを含む農薬を散布する行為（プレハーベスト処理）は認められていないため、国産小麦やその製品にはグリホサートは検出されていません。しかし、国産小麦の流通量は全体の12％程度であり、よほど注意深く取捨選択しない限り、グリホサートから逃れることは困難だと考えてよいでしょう。

図 15　市販のパンや小麦粉、小麦粉製品のグリホサート分析結果

サンプル名	分類	小麦の原産地	製造者・販売者	グリホサート結果(ppm)
麦のめぐみ 全粒粉入り食パン	食パン	記載なし	敷島製パン株式会社(Pasco)	0.15
ダブルソフト全粒粉	食パン	記載なし	山崎製パン株式会社	0.18
全粒粉ドーム食パン	食パン	記載なし	パンリゾッタ東武池袋店(山崎製パン系列店)	0.17
健康志向全粒粉食パン	食パン	記載なし	株式会社マルジュー	0.23
ヤマザキダブルソフト	食パン	記載なし	山崎製パン株式会社	0.10
ヤマザキ超芳醇	食パン	記載なし	山崎製パン株式会社	0.07
Pasco 超熟	食パン	記載なし	敷島製パン株式会社	0.07
Pasco 超熟国産小麦	食パン	国産	敷島製パン株式会社	検出せず
本仕込み	食パン	不明	フジパン株式会社	0.07
朝からさっくり食パン	食パン	不明	株式会社神戸屋	0.08
パン　国産小麦	食パン	国産	まるまぱん	検出せず
有機食パン	食パン	記載なし	有限会社ザクセン W(東都生協取り扱い)	検出せず
十勝小麦の食パン	食パン	国産(北海道 / 十勝)	有限会社ザクセン W(東都生協取り扱い)	検出せず
アンパンマンのミニスナック	菓子パン	記載なし	フジパン株式会社	0.05
アンパンマンのミニスナックバナナ	菓子パン	記載なし	フジパン株式会社	痕跡
北海道産全粒粉小麦 春よ恋	全粒粉	北海道	株式会社富澤商店 B	検出せず
オールブラン フルーツミックス	シリアル	記載なし	日本ケロッグ株式会社	検出せず

スパゲッティ	パスタ	カナダ	株式会社朝日	0.09
全粒粉 100%で焼けるパン用粉	全粒粉	カナダ主体	株式会社富澤商店 B	1.05
全粒粉（強力粉）	全粒粉	カナダ、アメリカ	株式会社パイオニア企画	0.88
デュラムセモリナ粉	小麦粉	カナダ、アメリカ	株式会社パイオニア企画	0.03
パスタオーマイ 1.7mm	パスタ	記載なし	日本製粉株式会社	0.07
GABAN BlackSpaghetti	パスタ	記載なし	株式会社ギャバン GO	0.11
マカロニ	マカロニ	カナダ	（株）コルノマカロニ	検出せず
薄力粉小麦粉	小麦粉	記載なし	奥本製粉株式会社	0.02
強力小麦粉	小麦粉	記載なし	日本製粉株式会社	0.37
昭和天ぷら粉	小麦粉	記載なし	昭和産業株式会社	検出せず
日清全粒粉パン用	全粒粉	記載なし	日清フーズ株式会社	1.10
日清フラワー薄力小麦粉	小麦粉	記載なし	日清フーズ株式会社	検出せず
日清クッキングフラワー	小麦粉	記載なし	日清フーズ株式会社	痕跡
日清カメリヤ強力小麦粉	小麦粉	記載なし	日清フーズ株式会社	0.09
CGC 薄力小麦粉	小麦粉	記載なし	日本製粉株式会社	痕跡
ローソンセレクト薄力小麦粉	小麦粉	記載なし	日本製粉株式会社	痕跡
日清コツのいらない天ぷら粉	小麦粉	記載なし	日清フーズ株式会社	痕跡
セブンイレブン天ぷら粉	小麦粉	記載なし	日本製粉株式会社	痕跡
小麦粉北海道産全粒粉春よ恋（石臼挽き）	全粒粉	北海道	株式会社富澤商店 A	検出せず
カナダ産強力小麦粉	小麦粉	カナダ	昭和産業株式会社	0.17
オーマイ強力小麦粉	小麦粉	記載なし	日本製粉株式会社	0.18
里山の全粒粉	全粒粉	静岡県	ポラーノ農園	検出せず

出典：一般社団法人農民連食品分析センター ホームページ

特に、「小麦粉（国内製造）」という表記にだまされてはいけません。国産小麦を使って製造しているとは言っていませんし、むしろ輸入小麦だと思って間違いありません。国産小麦を使用しているのであれば、その旨を強調して表示しているはずだからです。

体内に取り込まれたグリホサートが全て排泄されるまでには、1週間かかることが分かっています。これはつまり、週に2回以上グリホサートを取り込む機会があると、完全には排泄されずに体内にどんどん蓄積していくことを意味しています。

例えば小学校の給食で、米飯ではなくパンや麺類が週に2回以上出された場合、6年間にわたって体内のグリホサート濃度が上昇し続けることになります。これらの大半は北米産の輸入小麦でつくられているからです。家庭の朝ごはんで市販の安価な食パンを毎日食べている子どもの場合、さらに恐ろしい結果を招くことになります。そして、大人になってからも同じペースかそれ以上のペースで小麦粉製品を食べ続ければ、体内には相当な量のグリホサートが蓄積することになります。その悪影響はもはや未知数です。

「STAY HOME」がグリホサートの害を拡大させた可能性

グリホサートを取り込まないためには、とにかく、輸入小麦やその製品をできる限り避けるようにすることが肝要です。前述したように、日本の国産小麦の流通量は全体の1割強にすぎませんから、それ以外の小麦は輸入に頼っており、その大半にグリホサートが残留している恐れがあります。皆さんが普段の生活で何も気にせずに食べているパンやパスタ、麺類、ピザ、菓子類などのほとんどにグリホサートが含まれているわけです。

繰り返しますが、世界の中で日本だけがグリホサートの含有基準を緩めているようなものなのです。いわば日本だけが、農薬大国として破滅の道を歩んでいるといっても過言ではありません。そんな中で、例えば学校の先生が「輸入小麦を使ってつくられた給食のパンは危険なので、明日から子どもたちに出さないようにしてほしい」と学校や教育委員会に訴えれば、教育現場だけでなく社会全体を動かすような、非常に大きな世直しの力になるでしょう。

それにもかかわらず、今回のコロナ禍ではスーパーの売り場でパスタやインスタント麺が品薄となる事態が発生しました。前述のように、「ＳＴＡＹ ＨＯＭＥ」（家にいよう）が声高に叫ばれ、大人も子どもも家庭で食事をとる機会が増えたものの、短時間で準備できて手軽に食べられるものとして、これらが重宝された形です。しかも、例えばパスタの場合、明らかに北米産の輸入小麦でつくられているであろう安価な商品がスーパーの棚からことごとく消え去り、少し値の張るイタリア産などのパスタ（ただしこれも北米産の小麦でつくられている可能性が高い）やオーガニックパスタばかりが売れ残っているという、笑うに笑えない状況を目の当たりにしました。

また、同じく家庭でパンを焼いたりお菓子をつくったりする機会が増えた結果、小麦粉も品薄状態になりましたが、それもやはり外国産の安価な小麦粉でした。さらには、「全粒粉のほうが精白小麦粉よりヘルシー」というイメージで全粒粉にも改めて注目が集まったようですが、先ほどご紹介した一覧表からも分かるように、精白小麦粉より全粒粉のほうがグリホサートの残留濃度が高くなっています。農薬などの有害物質は脂溶性のものが多く、脂質を多く含む小麦のふすまや胚芽の部分に蓄積しやすいからです。これはもちろん、国産の小麦粉にも同じことが言えます。つまり、残留農薬のリスクをふまえると、精白小麦粉よりも全粒粉のほうがむしろ高リスク――中途半端な健康志向は命取り――ということになるわけです。

このように、「ＳＴＡＹ ＨＯＭＥ」が皮肉にもグリホサートの害をさらに助長してしまった可能性は、大いに考えられます。

そうでなくても、小麦粉にはグルテンによる腸へのダメージの問題もあります。ここではその詳細を割愛しますが、小麦粉由来のタンパク質がダイレクトに腸管免疫を破綻させ、感染症に弱い体をつくってしまっている側面もあるということです。たとえラウンドアップが用いられていない、農薬や化学肥料とは無縁の国産小麦であったとしても、グルテンの問題は避けて通ることができません。「究極の食事」のポイント①に基づき、粉食とは距離を置いて粒食（米を食べる）に立ち戻ること、そして白米ではなく玄米を主食にすることがいかに大きな意味を持つか、これを機に改めて思い知っていただきたいと思います。

オシッコが示す農薬まみれの食生活

ここで、あるNGO団体が行った日本の調査結果を紹介しておきましょう。

その調査では、普段はオーガニック食品を取り入れていない2組の家族に、普段の食事とオーガニックの食事をそれぞれ一定期間摂取してもらい、それぞれの期間の前後で尿を採取し、30種類以上の農薬やその代謝産物について分析しました。その結果、大人も子どもも、オーガニックの食事に変えると尿中の農薬量が大幅に減少したのです（図16）。

なかでも、有機リン系、グリホサート、ピレスロイド系という3種類の農薬で減少度合いが顕著であったことが分かっています。ちなみに有機リン系は神経毒性や発達障害、ピレスロイド系は神経毒性や内分泌かく乱などの健康リスクが知られています。

この調査が意味することはたくさんあります。まず、普段の食事がいかに農薬まみれであるかということ。注意すべき農薬がグリホサートだけではないことは一目瞭然です。次に、大人よりも脆弱性の高い子どもにおいて、有機リン系の農薬の検出量が高いこと。その理由は定かではありませんが、いずれにしてもこのような現状が、子どもの発達障害の増加と無関係であるとは到底考えられません。また、やはりグリホサートが私たちの食生活を確実に脅かしてい

図 16　尿中の農薬濃度の変化

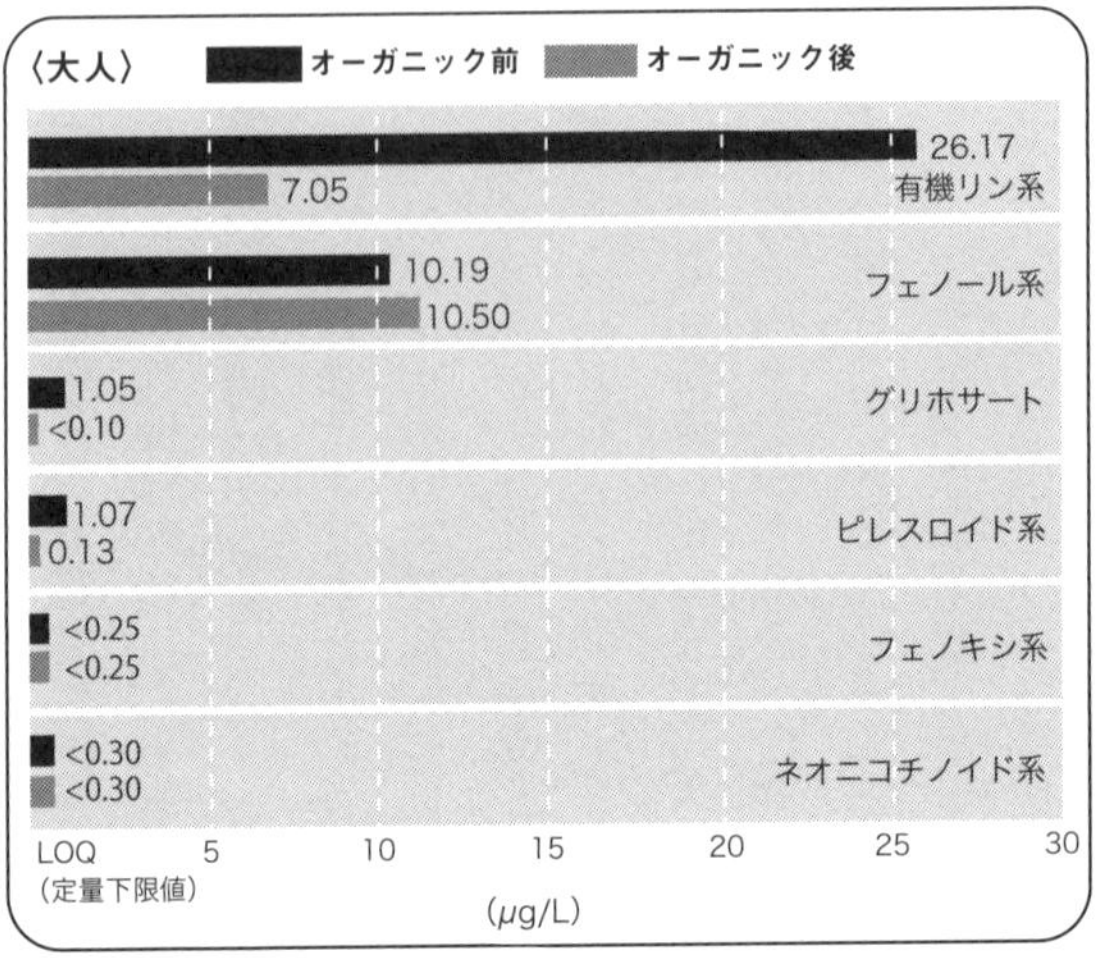

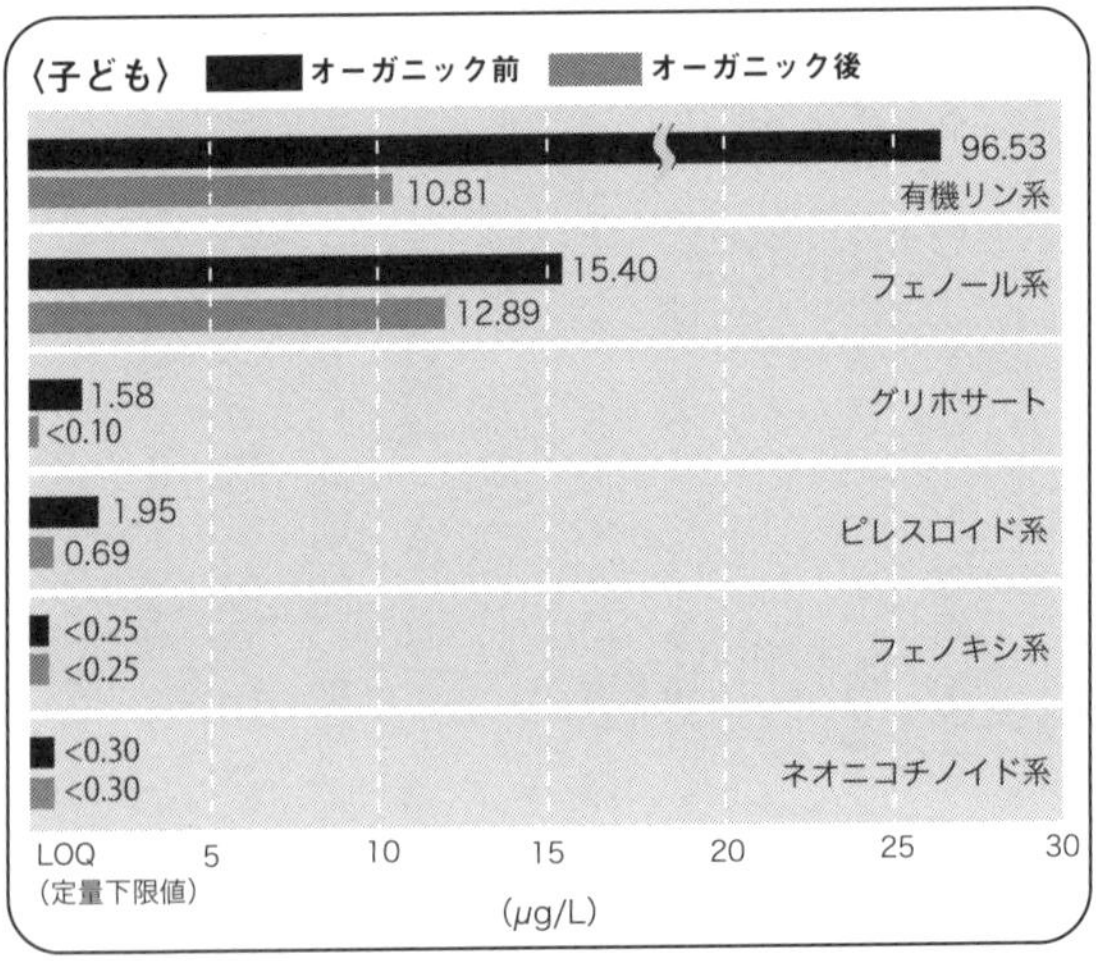

出典：グリーンピース・ジャパン ホームページ

ること。有機リン系の濃度が突出していてあまり目立ちませんが、オーガニックの前と後の減少率ということでは、大人も子どもも、有機リン系よりもグリホサートのほうが上回っています。

さらに、オーガニックの食事の前後で農薬量が総じて減少してはいるものの、ゼロにはなっていないことも見逃せません。これは、これまでの食事で体内に蓄積していた分かもしれませんし、同時に、食事以外の要因からもこれらの農薬を取り込んでいる可能性を示唆しています。フェノール系の農薬にほとんど変化がないのは、まさにそれを象徴するものです。

そして何といっても、これらが尿から検出されているということです。要は、確実に体内に取り込まれていることを意味するわけです。便から検出された場合、食べ物と共に摂取された残留農薬がそのまま排泄されている可能性もありますが、尿にみられるということは、これらの農薬がいったん腸から吸収され、血液を介して全身を巡った上で、最終的に尿から排泄されているということです。このプロセスで全身の細胞が何らかのダメージを受けているのは想像に難くありません。

《日本を旅行する皆さんへ。日本は農薬の使用量が極めて多いので、訪れた際にはできるだけ野菜を食べないようにしてください。健康を害する恐れがあります》――。これはなんと、ヨーロッパの旅行代理店が用意しているガイドブックの一文です。ちなみにEUは化学肥料の使用についても非常に厳しい規制があり、この一文はこの点も含めた注意書きとなっています。悲しいかな、日本が世界有数の農薬大国・化学肥料大国であることを如実に物語るものです。少なくとも、欧州各国からそのような目で見られているということです。

そして、こうした農薬が新型ウイルスの変異を激化させている可能性も大いにあります。皆さんには改めて、「できるだけオーガニックのものを選ぶ」ことの大切さを噛みしめていただきたいと思います。

抗酸化&解毒&抗ウイルス物質の「グルタチオン」に注目!

今回の新型ウイルスによる感染から重症化に至るまでは、何段階かのステップに分けることができます。最初のステップでは、ウイルスが気道の粘膜表面に付着して細胞内に侵入するわけですが、まずはこれを防ぐことが必要です。そのために、粘膜表面の線毛の動きを活発にすることが重要だという話はすでにお伝えしました。

次のステップでは、ウイルスが粘膜組織で増殖を始めたとき、ヒトの体内ではマクロファージや好中球などの白血球が感染細胞を貪食・分解することによって、ウイルスの増殖を防ごうとします。その際に、これらの白血球は活性酸素を大量に産生・利用するわけですが、利用後の活性酸素を適切に処理できずにいると、サイトカインストームを促進し、肺炎などによる重症化をもたらすことになります。そこで、活性酸素の処理能力を高めるための方法のひとつが、「グルタチオン」という物質を体内で多くつくり出せるようにすることです。

体内で発生する活性酸素にはさまざまな種類がありますが、その中で最も強力なのがヒドロキシルラジカルです。この処理が遅れると、細胞や組織にダメージを受けてしまいます。

一方、活性酸素を処理する抗酸化物質も多種多様であり、「究極の食事」に含まれるものと体内でつくられるものに大きく分類できます。しかしヒドロキシルラジカルを処理できる抗酸化物質は限られます。そのうち最も処理能力の高い体内由来の抗酸化物質がグルタチオンです。グルタチオンは細胞内で多くつくられ、細胞内のヒドロキシルラジカルを効率的に消去するのに役立つからです。

細胞内のグルタチオン濃度は年齢と共に低下し、70〜80歳あたりから急激に減少する傾向があります。また、糖尿病などの生活習慣病の人も極端に低いことが確認されています。逆に、健康な若年世代のグルタチオン濃度は高く保たれています。そのため、グルタチオン濃度が高ければ新型ウイルス感染症にうまく対処でき、低ければ重症化や死に至るリスクが高まると考えられるわけです。

要は、細胞内のグルタチオン濃度を低下させている要因を取り除いた上で、細胞がグルタチオンを十分につくり出せるようにすることが重要な鍵となります。

グルタチオン濃度が低下する要因のひとつは、感染症や有害物質の処理のために、その消費量が急増していることが挙げられます。グルタチオンは強力な抗酸化物質であると同時に、さまざまな有害物質を処理する有能な解毒物質としても活躍しているのです。

今回の新型ウイルス感染症の重症化と死亡の主な要因としても、グルタチオン欠乏が指摘されています。[7] これは、ウイルスの処理にグルタチオンが大量に消費されるからだと考えられます。このため、生活環境中にあふれているさまざまな汚染物質や医薬品、前述のグリホサートをはじめとする化学農薬、食品添加物などの有害物質を、できる限り体内に取り込まないようにすること、そして入ってきてもそれを追い出すことです（追い出す方法については第4章で紹介します）。

枝豆を食べてグルタチオン濃度を高めよう

グルタチオン濃度が低下するもうひとつの要因は、体内でのグルタチオンの産生が追い付いていないことが考えられます。この場合、グルタチオンの産生量が増えるようにすればよいということになります。具体的におすすめするのは「枝豆を食べること」です。

細胞内のグルタチオン濃度を調節している成分のうち、最も大きく影響しているのは2-アミノ酪酸という物質であることが分かっています。この物質は体内でつくり出されるのですが、食べ物にも含まれている上に、食べ物からも補給されることが前提になっていると言ってもよいくらい、非常に不足しやすい物質でもあるのです。そのため、細胞内のグルタチオン濃度を高めて新型ウイルスによる重症化を防ぐためには、この物質を食べ物から得ることが重要なポイントとなります。

今のところ、この物質が豊富に含まれていることが分かっている食べ物は枝豆（未熟な大豆）くらいです。大豆が種子として成熟していくにつれて含有量が減っていくため、グルタチオンを増やすためには大豆ではなく枝豆を積極的に食べる必要があります。ちなみにこの物質には、直接的な抗ウイルス作用や免疫賦活作用など、グルタチオンを増やす以外の有益な作用があることも確認されています。そうでなくても、枝豆は「生命の鎖」を構成するさまざまな栄養素が豊富ですから、その存在感は強まる一方です。

ちなみに日本で枝豆を食べる風習は、すでに奈良時代から始まっていたといいます。私たちは古来、枝豆を食べることで細胞内のグルタチオン濃度を高め、自らの細胞の力によって感染症に立ち向かってきたという側面もあるわけです。現代人は先人の食生活を含めた暮らし方や生き方を、もう一度しっかりと見直さなければなりません。そして、それぞれに深い意味があることを改めて実感しなければなりません。

なお、グルタチオンの高単位の経口投与もしくは経静脈投与によって、新型ウイルス感染症患者の呼吸困難が緩和したことも報告されています。[8] グルタチオンそのものの摂取にも効果があり、なおかつ即効性が期待できることの表れですが、グルタチオンは食べ物から得たとしても、その多くが分解されてしまいますし、経静脈投与（注射）も日常生活の中では現実的な方法とは言えません。

そのため、私たちが予防の観点から普段の生活において最優先で行うべきは、体内でグルタチオンをスムーズにつくり出し、なおかつ無駄遣いしないように心がけることなのです。そして、この両方を一度に行えるのが「究極の食事」なのだということです。

注

1 Ann Intern Med. 2020 Jun 3: M20-3012
2 Nature (2020)
3 Am J Clin Nutr. 2020; 00: 1-3
4 Aging Clin Exp Res. 2020 May 6: 1-4
5 FEBS J. 2020 Jul 23
6 Cancer Metastasis Rev. 2020 Jun; 39(2): 337-340
7 Research Gate. preprint. April 2020
8 Respir Med Case Rep. 2020; 30: 101063

第4章

新型ウイルスとも仲良くなれる生活習慣

樹木の香りで細胞の外側からも肺炎を防ぐ

さて、第3章でお伝えしたグルタチオンは細胞内で抗酸化作用を発揮するということでしたが、細胞の外側からも抗酸化力を高めてウイルスに立ち向かう必要があります。

呼吸器官に入ってきたウイルスを線毛と粘液で追い出すことができるのは、いわゆる上気道と下気道の一部分だけです（98ページ参照）。それより奥の気管支や肺胞には線毛がなく、肺胞の表面は粘液も少ないため、ここにまでウイルスが到達してしまうと比較的容易にウイルスに吸着・侵入されることになります。ウイルスに侵入された細胞は、周囲をパトロールしている白血球のマクロファージに貪食・処理されるため、この処理能力とダメージを受けた細胞の修復能力がウイルスの増殖速度を上回ってさえいれば、たとえ感染してもほとんど無症状のまま回復していくことになるわけです。

一方で、感染細胞が最初にマクロファージに食べられた時から体内の免疫システムが本格的に動き出します。何時間か経てば新型ウイルス専用の抗体がつくられ始め、血液を通じて感染現場に運ばれます。抗体が次々と運ばれてウイルスに貼り付くと、ウイルスは身動きがとれなくなり、肺胞内に集まってきた好中球などの白血球がそれを直接処理できるようになります。この段階は免疫システムがフル稼働している状態であるため、ある程度の発熱がみられるかもしれませんが、それ以上の症状は現れにくく、重症化することもないと思われます（なお、こ

図17　間質性肺炎

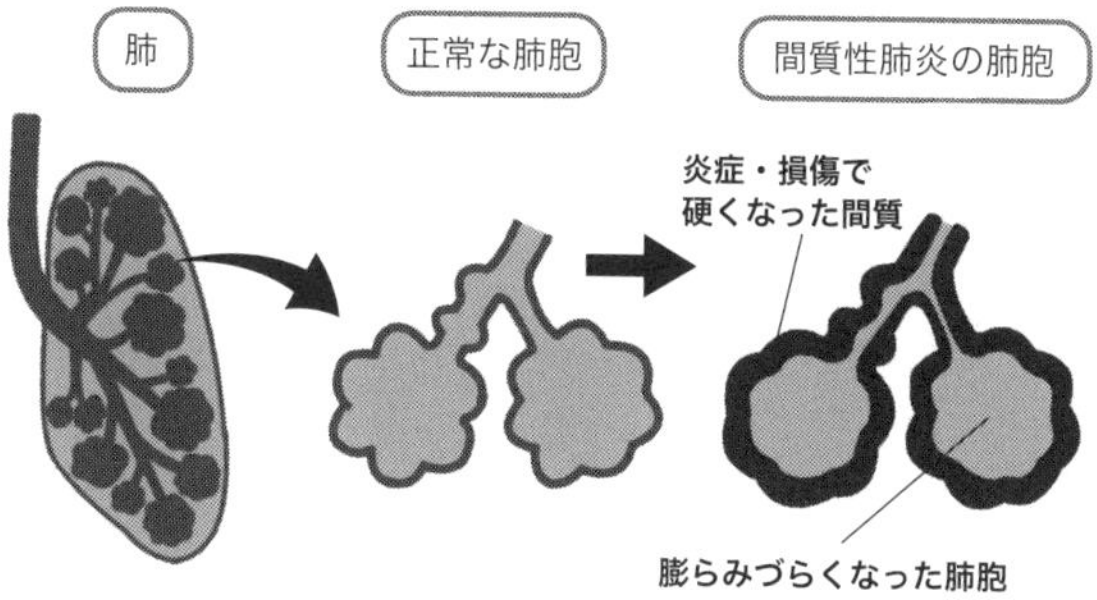

の時に解熱剤で安易に熱を下げようとしてはいけません。その理由は第2章でお伝えしたとおりです）。つまり免疫力が低下していない健康な人であれば、たとえ感染症が進行したとしてもこのあたりまでで治まるだろうということです。

しかし、もともと気道が汚れていてウイルスを追い出すことができない人は、肺胞の中もすでに「戦場」と化しています。肺にいるマクロファージや好中球は、日頃から吸い続けられてきた大気汚染物質やタバコの煙成分などの異物、さらには細菌やウイルスなどの病原体を処理する作業で、すでにいっぱいいっぱいの状態です。そのような戦場に、別の新型ウイルスが舞い込んでくることになります。もはや絶体絶命のピンチです。

最大の悲劇は、マクロファージや好中球が異物を処理する時に用いる活性酸素が、肺胞内に大量にばら撒かれてしまうことです。この際に最も大きなダメージをこうむるのは、肺胞の周囲を取り囲んで支えている「間質」という組織です。

このせいで間質性肺炎を起こすことになるわけです。

このとき、活性酸素による間質性肺炎を防ぐために最も効果的な方法は、肺胞内に発生した活性酸素をその場で速やかに消去することです。具体的には、強力な抗酸化作用のある成分を食べる（経口摂取する）のではなく、呼吸を通じて取り込む（吸引する）ことです。つまり、植物の精油成分を含んだ空気を吸い込めばよいのです。

植物の精油成分とは、いわゆるフィトンチッドとも呼ばれているものです。森の中に入ると漂ってくる、あの独特の香りです。どのような種類の精油成分であっても、強力な抗酸化作用があると考えてよいでしょう。

私が特におすすめするのはヒバの木の精油です。ヒノキの仲間特有のすがすがしい香りには、なんと抗がん作用があることも確認されています。冬場は加湿器の水に加えたり、夏場はアロマディフューザーを使ったりして、こうした精油をぜひともフル活用してください。そして時には自然豊かな森を散策し、さまざまな精油成分の恩恵を受けるべく深呼吸をしてみてください。これも立派なウイルス対策です。

緑茶の持つ強力な抗ウイルス効果を見直そう

そしてもちろん、「究極の食事」を通じて種々の抗酸化物質を取り込むことも非常に大切なわけですが、そこにぜひ加えていただきたいのが、第2章でもふれたお茶を飲む習慣です。というのも、緑茶に多いエピガロカテキンガレート（EGCG）という成分に、今回の新型ウイルスへの強力な不活性化作用が認められたからです。[1] 緑茶に含まれるファイトケミカルのカテキン（茶カテキン）には主に4種類が知られていて、そのうちのひとつがEGCGです。

EGCGは、新型ウイルスの表面にあるスパイク状のタンパク質に結合して、ヒト細胞への吸着と侵入を阻止します。また、EGCGがウイルスの内部に入り込み、ウイルスがつくり出す複数の酵素の働きを抑えることも知られています。

ちなみに、EGCGの抗ウイルス作用が確認された研究では、新型ウイルスの薬として候補に挙がったレムデシビルやクロロキンという成分の効果と比較されましたが、これらの薬よりもEGCGのほうがはるかに有効であったことも分かっています。これらの薬には危険な副作用（有害作用）を伴うことを忘れてはいけません。つまり、EGCGは薬より効果が高い上に薬のような副作用を伴わない、実に理想的な物質だということです。

さらにこの研究では、EGCG以外のさまざまなファイトケミカル（もともと抗ウイルス作用が示されていた物質を選定）にも、新型ウイルスの不活性化作用が確認されています。ここではそのベスト10を紹介しておきましょう。いずれも、私たちの食生活で身近なものに含まれているのがよく分かります（図18）。なかでも最も強力だったのがEGCGだったわけですから、緑茶は本当に頼もしい限りです。

そもそも、緑茶または緑茶の成分が、インフルエンザウイルスなど他のウイルスに対しても非常に有効であることは以前から知られていて、その場合もさまざまな仕組みが働いていることが分かっていました。そしてそのひとつは、インフルエンザウイルスの表面にあるスパイク状のタンパク質にEGCGが結合して、ヒトの細胞への吸着・侵入能力を失わせてしまうことでした。つまり、今回の新型ウイルスにも同じ仕組みが通用するというわけです。

なお、ヒトの細胞は、EGCGを認識するための特別な受容体を持っています。そして、この受容体にEGCGが結合すると、それががん細胞であった場合には自死作用（アポトーシス）が促進されたり、白血球のNK細胞であれば攻撃力が高まったりします。このような仕組みも、新型ウイルスに対抗するための一助になっている可能性があります。

図18　新型ウイルスの不活性化に役立つ成分ベスト10

順位	成分名	多く含まれる食品
第1位	**EGCG**	**緑茶**
第2位	クルクミン	ウコン（ターメリック）
第3位	アピゲニン	セロリ、パセリ
第4位	βグルカン	キノコ類
第5位	ミリセチン	クルミ、ブドウ、ベリー類
第6位	ケルセチン	タマネギ
第7位	ピペリン	黒コショウ
第8位	ゲニステイン	大豆
第9位	ダイゼイン	大豆
第10位	フェルラ酸	玄米

そして、ＥＧＣＧの強力な抗酸化作用も見逃すわけにはいきません。その力はビタミンＥをも上回るほか、緑茶に含まれる主なカテキン類の中でも最強です。先ほど、ヒバなどの精油成分を吸い込むことの有効性を紹介しましたが、これにあわせて緑茶を飲むようにすれば、体の内側と外側の両方から抗酸化作用を高めることになり、お互いの相乗効果が期待できます。樹木の香りをかぐと共に、緑茶を飲む習慣もぜひ取り入れてください。

茶釜のすすめ――「先人の知恵」はウイルス対策にも幅広く役立つ

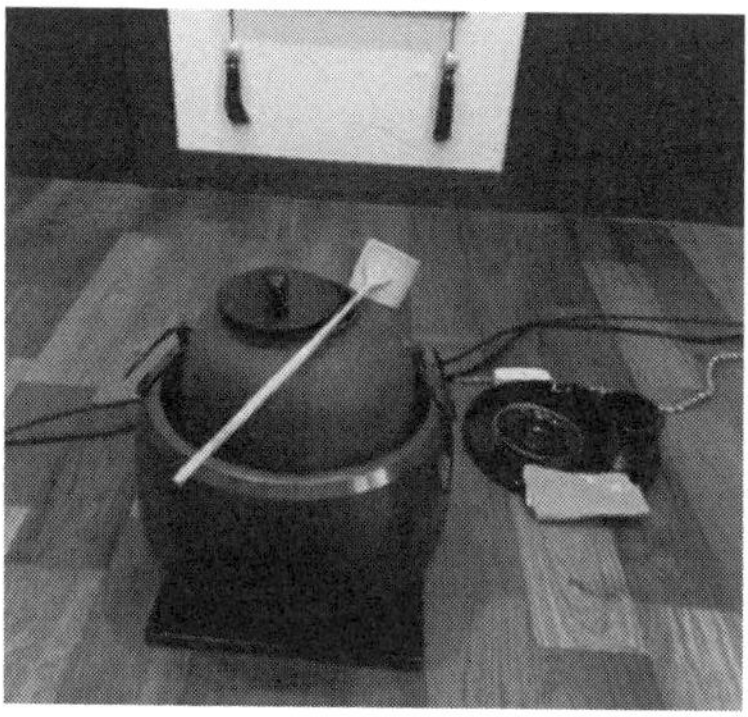

図19　茶釜

ここで、皆さんのご家庭でも実践できるウイルス対策のひとつとして、「究極の食事」と共に私自身が取り入れていることを紹介したいと思います。

ポイントは、部屋の空気を乾燥させないように加湿すること、強い抗酸化作用を持つ成分を摂取すること、そして精神的に癒やされることによって副交感神経を優位にし、「真の免疫力」を高めることの3つです。

そしてこの3つを一挙に実現できる方法が、「茶釜で湯を沸かして緑茶を飲むこと」です（図19）。

まず、茶釜から出る湯気によって部屋の空気が加湿されると共に、湯気を吸い込めば呼吸器系をダイレクトに潤してくれます。次に、茶釜から発せられる音が心を癒やしてリラックスさせてくれます。沸かした湯で淹れた緑茶から立ち上る香り（これも立派な植物由来の精油成分です）が肺胞内の活性酸素を消去してくれます。そして、お茶を飲むことによってＥＧＣＧなどの抗酸化成分を取り込み、体の内側からも抗酸化作用を発揮してくれるのです。

ここでは、このうち「茶釜から発せられる音」について、もう少し具体的に紹介しておきましょう。たいていの茶釜には内側の底にコブのような突起があるのですが、これは、湯が沸く時に聞こえてくるシュンシュンという音を、一定のリズムで効率よく出すための構造だといわれています。このコブの大きさや配置によって、発生する水蒸気の泡の出方が異なるため、最もよい音が出るようにコブの形状や配置が吟味されているようです。

ちなみに、茶の湯の大家・千利休は、湯の沸き加減によって茶釜から発せられる音を、温度が低い順に、「蚯音《きゅうおん》」、「蟹眼《かいがん》」、「連珠《れんじゅ》」、「魚眼《ぎょがん》」、「松風《しょうふう》」の5段階に分け、「松風」が聞こえてくるのがお茶を淹れるのに最も適した温度だとしています。「松風」の由来は、「松林を風が抜けるときの音」にそっくりであることです。そして、この音を聞いたとき、人の心は最も落ち着くといわれています。風に揺れる松林の風景を頭に思い浮かべるだけでも、何とも言えない穏やかな気持ちになってきませんか？　なお、音の重要性については後ほど詳しく説明します。

また、茶釜から派生したとされる鉄瓶で湯を沸かすのもよいでしょう。いずれにせよ、茶の湯の世界は心身共に癒やされ、ゆったりとした贅沢な時間を過ごす機会を提供してくれます。しかも、それだけではありません。呼吸器系の粘膜を潤し、全身の酸化ストレスを解消し、総合的な免疫力を高めることで、新型ウイルスによる感染や重症化のリスクを下げる非常に有効な手段にもなりうるわけです。

少したとえが悪いかもしれませんが、病院で人工呼吸器から流されてくる空気を吸っても、このような恩恵は得られません。深刻な副作用を伴う対症療法的な医薬品を投与されても、それは交感神経をむやみに刺激する要因にはなったところで、副交感神経を優位にして「真の免疫力」を高めるということにはなりません。

茶の湯は、日本が誇るべき偉大な文化です。私たちはここでも、先人がやってきたことの意味や、その大切さを改めて見つめ直さなければならないのではないかと思います。

本来あるべき「喫茶」の習慣を取り戻そう

ところが私たちの生活を振り返ってみると、お茶といえばコーヒーや紅茶を飲む人のほうが圧倒的に多いのではないでしょうか。喫茶店で提供されるのもコーヒーか紅茶で、メニューに緑茶を見かけることはほとんどありません。最近では日本茶カフェも目にするようになったとはいえ、まだまだ少数派です。一方で、中国や韓国、台湾など東アジアの隣国では、緑茶専門の喫茶店が日本よりもはるかに多く存在し、緑茶を飲む文化もしっかり根付いているように思います。

食の欧米化に伴って、私たちは緑茶を飲むという習慣を失いつつあります。若い世代だと、自分でお茶を淹れたことがない、あるいは淹れ方を知らないという人さえいるかもしれません。今こそ「喫茶」の原点に立ち返るべきです。

とはいえ、日本が世界的に見ても新型ウイルス感染症での死亡率が桁違いに低い大きな理由のひとつは、リスクが高いはずの高齢世代が日常的に緑茶を飲んできたからだと考えられます。皆さん自身は緑茶をあまり飲まないかもしれませんが、皆さんのご両親やおじいさん、おばあさんは毎日のように緑茶を飲み、家を訪れたお客さんにも緑茶を出しているのではないでしょうか。これを機に、今まで緑茶を飲む習慣のなかった人も、本来あるべき「喫茶」の習慣を取り戻しましょう。

急須などに茶葉を入れて湯を注いで抽出するという、一般的な淹れ方の場合は、湯の温度が高いほうがＥＧＣＧの抽出率が高まるようです。これに対し、抹茶や粉末緑茶など、茶葉をすり潰して丸ごと飲むほうが、茶葉に含まれているＥＧＣＧを全て摂取することになるため、最も有効だと思われます。とはいえ、茶葉の栽培には大量の農薬が使われることが多いため、いずれの場合も無農薬のものを選ぶようにしてください。

ちなみに、同じ茶の葉が原料になっている紅茶については、茶葉を発酵させるときにEGCGが別の物質に変化し、前述のような種々の効果が得られなくなってしまいます。とはいえ、紅茶特有のファイトケミカルや香気成分も、私たちの健康には何らかの形で寄与しているのは間違いないでしょう。

良質なサプリメントで免疫システムをバックアップ

お茶の話が続いてしまいましたが、ここからは、新型ウイルスとも仲良くなれるその他の生活習慣についてお伝えしていくことにしましょう。

まずはサプリメントについての研究結果です。そこでは、これまでに作用の仕組みや臨床データが十分に示されてきた、免疫システムのサポートに役立つ栄養素として、ビタミンA（β–カロテン）、ビタミンB群（B6、B12、葉酸）、ビタミンC、ビタミンD、ビタミンE、ミネラルでは亜鉛、鉄、セレン、マグネシウム、銅、そしてオメガ3脂肪酸のEPA（エイコサペンタエン酸）とDHA（ドコサヘキサエン酸）の重要性が解説されています。また、今回の新型ウイルスを含めた感染症対策として、①これらの栄養素の補給が理想的な免疫機能のサポートに役立つ安全かつ効果的で低コストの戦略になること、②ビタミンC、ビタミンD、亜鉛についてはは単体での増量摂取が妥当であること、③公衆衛生の当局はこれらの栄養戦略を奨励すべきであることを、それぞれ結論付けています。[2]

さらに、質の高い食事に加えて総合ビタミンミネラルのサプリメントを利用すること、ビタミンCとD、亜鉛、オメガ3については、それぞれの栄養素単体のサプリメントも併用することを、具体的に提案しているのです。

ところで皆さんはサプリメントについて、どのようなイメージを持っているでしょうか？　ひょっとすると、「なんとなく気休め」「摂取してもあまり意味がない」などと思っているのではないでしょうか？　その背景に、日本で市販されているサプリメントは総じて質が低いことが大きく関係していると思います。よかれと思って摂取しているサプリメントの栄養素や成分が、実際には優先して摂取すべきものではないケースも多いはずです。だからこそ、「サプリメントは効かない」とひとくくりにされてしまいがちなのです。

しかし、サプリメントは非常に重要です。特に、ウイルスに立ち向かう上で「真の免疫力」を発揮するには、全身の細胞がフルに働けるように「生命の鎖」を強靭にしておかなければなりません。とはいえ、どの栄養素がどのくらい足りていないかを自覚するのはなかなか困難です。そんなときに、例えば総合ビタミンミネラルのサプリメントを柱にしてさえいれば、少なくとも足りないビタミンやミネラルを確実に補給することができます。

だからこそ、サプリメントの質が大切になってきます。基本的にはどんなサプリメントであっても、原材料や製法にこだわったポテンシャルの高いもの（栄養素の含有量が多いもの）を選ぶようにすれば、「生命の鎖」が格段にパワーアップすることでしょう。

過度の日焼け対策は免疫システムを何重にも妨害する！

なお、一点だけ補足しておくと、ビタミンDについてはサプリメントを利用するより、日光を浴びることのほうが有益であると私は考えています。なぜなら、前述したように、主に皮膚を通じて紫外線を受けることで、体内でコレステロールからビタミンDがつくり出されるからです。それに、ビタミンDは脂溶性の栄養素で体内に蓄積しやすい上に、ビタミンというよりもホルモンに近い物質であるため、安易に摂取すると「効きすぎる」（健康を害する）恐れもあるからです。

現に、適量ではなく大量のビタミンDの摂取は今回の新型ウイルス感染症の予防や治療に有効とはならず、むしろ過剰症のリスクにつながるのではないかという指摘もあります[3]。このため、前述の栄養素のうちビタミンDに限っては、体内で適切につくり出して適切に働くようにすることを最優先で考えるほうが賢明だと思われます。

そのためにも重要なのが、日焼けを毛嫌いしないことです。特に女性の間で「美白」がもてはやされ、日焼け対策と称して、つばの大きな帽子にサングラス、フェイスカバー、アームカバーまでつけた上で日傘を差すという、ぎょっとするような出で立ちの人をよく見かけるようになりました。周到な完全防備ぶりは、まるで日光を目の敵にするかのようですが、こんなことをしているとビタミンD欠乏につながりかねません。

さらに注意すべきは日焼け止めです。皮膚でのビタミンDの合成を阻害してしまうのはもちろんのこと、日焼け止めや化粧品、スキンケア製品、シャンプー、整髪料などの日用品にも幅広く含まれる紫外線吸収剤（ベンゾフェノン）には、内分泌かく乱作用が確認されています。つまり、不気味な環境ホルモンの一種だというわけです。この成分が皮膚から吸収され、尿中濃度が上昇した男性では不妊のリスクが高まることが報告されていますし、性ホルモンは免疫システムにも深く関与しているため、こうした日焼け対策が免疫システムをさまざまな方向から脅かすことになります。

紫外線対策は、体の内側から行えばいいのです。「究極の食事」をはじめ、この章で紹介している生活習慣を通じて、安全・安心な日焼け止めとなる種々の抗酸化物質の力を存分に活用し、紫外線による活性酸素のダメージを防ぐようにすればいいだけの話です。

また、早朝であれば、日焼けするほどの紫外線量ではないため、適量の紫外線を浴びることができます。体内でのビタミンDの合成にも十分な量です。さらに早朝の日光を浴びることには、別の重要な意味も含まれています。

早朝の光はサイトカインストームを抑制する

日光を浴びるという話では、「メラトニン」という物質の効果についてもふれておかなければなりません。そして、日光を浴びることで別の物質から体内でつくられることや、ホルモンの一種であることなども、ビタミンDとよく似ています。

メラトニンには実に多種多様な働きがあり、最もよく知られているのは体に睡眠を促す作用と、体内時計や生体リズムの調整作用でしょう。他にも、強力な抗酸化作用や抗がん作用、神経保護作用などがありますが、ここで最も注目すべきはサイトカインストームを抑制する作用です。そこでは主に、抗酸化作用と免疫調節作用が関与します。

新型ウイルスの感染によって肺炎が起こると、炎症反応が強まってさまざまな種類の炎症性サイトカインがつくられ、それと共に活性酸素も多くつくり出されることで細胞や組織に酸化ダメージをもたらし、結果的に免疫システムの働きも低下してしまいます。こうした状況がコントロールできなくなると、サイトカインストームが起こり、重症化につながっていくわけです。

このようなプロセスの中で、メラトニンは炎症性サイトカインの産生を抑制したり、余計な活性酸素の発生を減らしたり、免疫システムの機能低下を防いだりしてサイトカインストームを阻止し、今回の新型ウイルス感染症の重症化を防ぐことが報告されています。[4] 体内（脳内）ではトリプトファンという必須アミノ酸を原料に、セロトニンという物質を経てメラトニンがつくられますが、こうした一連の化学反応にはさまざまな酵素が働いていて、これらの酵素が適切に働くためにも不可欠なのが「生命の鎖」を形づくる数々のミネラルやビタミンです。

さらに、メラトニンの生成にも深くかかわっているのが日光です。しかしビタミンDとは異なり、日光を浴びると増えるのではなく、逆に生成が抑制されるのです。そして暗闇になるにつれてメラトニンの生成が活発になり、睡眠を促すというわけです。こうした明暗サイクルの一定のリズムがメラトニンの適切な生成や働きに不可欠であると同時に、このリズムに伴うメラトニンの血中濃度の変化が体内時計を調節することにもつながっています。

つまり、日の出と日の入りを体でしっかり感じることがポイントとなります。日中に太陽の光を浴びることも大切ですが、特に重要なのが早朝の日光に含まれる青色光です。朝の始まり（夜明け）を脳に知らせ、日中はメラトニン生成を抑制モードにし、夕暮れになるにつれて徐々に促進モードにする……。こうしたサイクルの中でメラトニンの力をフル活用し、サイトカインストームを防ぐためにも、早寝早起きの習慣が鍵となります。

逆に、スマートフォンやタブレット端末、パソコン、テレビなどから発せられる人工的な青色光（ブルーライト）は、こうしたサイクルを混乱させることになり、メラトニン生成に支障をきたしてしまいます。あくまでも「早朝の自然の青色光」が重要なのです。

睡眠の質を高めて免疫力の質も高める方法

メラトニンに関連して、ここで睡眠の重要性についてもお話ししておきましょう。睡眠の主な役割は、心身の休息、細胞レベルでの修復、記憶の保持や整理、そして脳の解毒という4つに集約できますが、これらが相乗的に「真の免疫力」を高めることにも貢献します。

睡眠は「量」より「質」が重要です。つまり、睡眠時間を確保すること以上に、いかに良質な睡眠をとるかが鍵となります。そのためにはいくつかの方法がありますが、まずは、就寝前に意図的に「深部体温」を上げることです。

体の表面の温度（皮膚温）に対し、脳や内臓など体の内部の温度が深部体温（核心温）です。深部体温は、朝から夕方に向けて上がっていき、夜から翌朝にかけては下がっていくというリズムがあり、深部体温の下降と共に入眠モードになります。これらもメラトニンによる作用の一環です。そして、深部体温は上がった分だけ下がるという性質があるため、睡眠前に人為的に高めることで大幅に下がり、スムーズな入眠をサポートするというわけです。

この方法としては「就寝前の入浴」が最も簡単で効果的です。浴槽に15分ほどつかれば十分です。この際、塩化マグネシウムを溶かした湯で入浴する「マグネシウム風呂」をおすすめします。ここまでに何度も登場した必須ミネラルのマグネシウムは、食事やサプリメントから得るだけでなく、皮膚からも吸収され、血液中に取り込まれます。その結果、深部体温の急低下に加えて心身のリラックス効果も期待できるため、睡眠の質をさらに高めるのに役立つのです。

他にも、▽寝る前に良質な亜麻仁油をとる、▽「マグネシウム鼻うがい」で脳脊髄液の流れをスムーズにする、▽寝る前には何も食べない（夕食抜きの1日1・5食）……という方法が相乗的に効果を発揮します。亜麻仁油に豊富なオメガ3（α-リノレン酸）は、睡眠中の細胞の修復や記憶の整理、脳の解毒に幅広く役立ちます。マグネシウム鼻うがいと夕食抜きの1日1・5食については、それぞれ後ほど説明します。

なお、睡眠中の脳の解毒に深く関与するのが脳脊髄液です。脳脊髄液は脳の水分量を調節したり、脳の形状を維持したりする働きと共に、脳内で生じたアミロイドβを脳の外へ排出するという、非常に重要な働きもあります。アミロイドβといえばアルツハイマー病などの原因物質として有名です。これが異常に増加したり構造がおかしくなったりすると神経毒性を示すわけですが、脳脊髄液はノンレム睡眠（深い睡眠）中にアミロイドβを排出することが分かっているのです。後述するように、こうした脳の解毒は間接的な新型ウイルス対策にもなります。睡眠の質を高めることには多様な意味があるというわけです。

そして、午後10時から午前2時頃にかけての「ゴールデンタイム」をできる限り睡眠に費やすことも重要です。この時間帯には成長ホルモンの分泌がピークになり、細胞レベルの修復が全身で盛んに行われるからです。そのためにも、早寝早起きを習慣づけましょう。

運動が新型肺炎の重症化を防いでくれる意外な理由

さて、早朝の青色光を体で感じるには、家の外に出てウォーキングなどを行うのが最も理想的です。私自身も、自宅のある京都の賀茂川や下鴨神社、上賀茂神社、京都御所周辺など、自然豊かな場所での早朝ウォーキングを日課にしています。そして実は、こうした運動を行うこと自体も、今回の新型ウイルス対策に大いに役立つことが分かっているのです。[5] そのキーワードは「細胞外ＳＯＤ」です。

ＳＯＤとは、スーパーオキシドディスムターゼという酵素の略称で、体内でつくり出される抗酸化物質（抗酸化酵素）の代表格です。動物の中でも霊長類、その中でも特に私たち人間はＳＯＤの活性の高さ（働きの強さ）が突出していて、ヒトが長寿を誇っている大きな要因のひとつだと考えられています。

そんなＳＯＤにもさまざまな種類があり、ヒト体内では、必須ミネラルの亜鉛と銅が構成要素になっているＳＯＤと、やはり必須ミネラルのマンガンを含むＳＯＤが働いています。細胞

図20　細胞外SODが役立つ疾患や症状

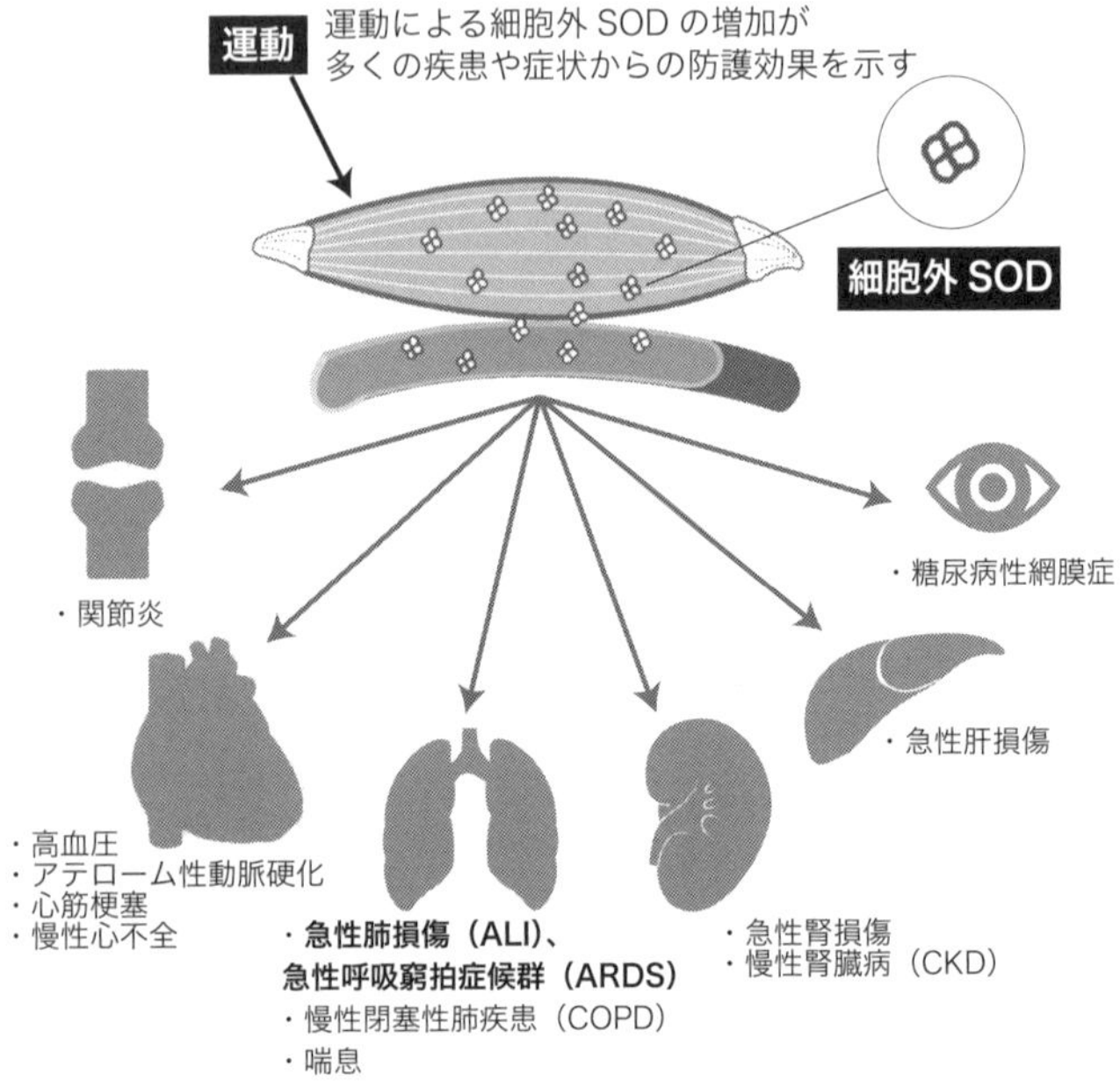

外SODは亜鉛と銅を含む種類で、細胞外に放出される唯一の抗酸化酵素として知られています。その名の通り、細胞の表面や細胞の外側を取り囲んでいる構造（細胞外基質）に特異的に結合することで、酸化ダメージを防ぐ働きがあります。

研究では、運動を通じて筋肉で生成された細胞外SODが血液を介して全身に届けられ、さまざまな組織の表面や外側で抗酸化作用を発揮することで、多種多様な健康問題に役立つと結論付けています（図20）。そしてそこに含まれているのが、皆さんもメディアを通じて見聞きしたことがあるであろう、急性肺損傷

（ＡＬＩ）や急性呼吸窮拍症候群（ＡＲＤＳ）です。いずれも、新型ウイルス感染症の重症時にみられ、死亡リスクを高める恐ろしい健康問題なのですが、要は運動によってこれらを予防・軽減できるわけです。

ちなみに細胞外ＳＯＤは遅筋（持久力の筋肉）で多くつくられることから、持久系の運動が推奨されています。また、定期的な運動で顕著に増加することも分かっています。この点でも、やはりウォーキングの習慣は最適だということです。

なお、細胞外ＳＯＤと同じく細胞の外から働いてくれる抗酸化物質といえば、前述の精油成分です。それぞれが別の種類の活性酸素を消去する（別々の抗酸化作用を持っている）ため、例えば木々の香りに満ちた自然豊かな場所で早朝ウォーキングを行えば、何重もの相乗効果が期待できることになります。

また、亜鉛や銅、マンガンを必要とするＳＯＤのほかにも、私たちの体内ではセレンや鉄を必要とする別の抗酸化酵素をはじめ、多種多様な抗酸化物質が働いてくれています。これらの抗酸化物質をつくる材料や道具となる栄養素を、「究極の食事」や良質なサプリメントでしっかり摂取しておくと同時に、運動習慣を身につけておくことが非常に大きな意味を持つというわけです。

「マグネシウム鼻うがい」を活用しよう

この章の冒頭でもお伝えしたように、今回の新型ウイルスは、主に喉（咽頭）や肺で増殖するという特徴を持っているため、気道のバリア機能や排除能力を強化することが大切です。ここでは、それをサポートする上で、気道から物理的にウイルスを追い出す方法についても紹介しておきましょう。

鼻や喉は、呼吸を通じて空気中の病原体や異物に常にさらされています。これらの侵入を阻止するのに中心的な役割を果たしているのが、鼻と喉の中間あたりにある「上咽頭」という部分です。この部分は炎症を起こしやすく、糖尿病や自己免疫疾患など、さまざまな健康問題のリスクを高めることが知られています。これらが新型ウイルス感染症の重症化にもつながってしまうのは、改めて言うまでもありません。

また、鼻や喉の健康状態が低下すると鼻づまりが起こり、鼻呼吸に支障をきたすようになります。鼻呼吸には、空気に適度な湿度と温度を加えつつ、異物をシャットアウトしてから肺へと送り込み、水分や体温の損失を防ぎながら空気を吐き出すという非常に重要な役割がありますが、口呼吸だと、鼻が持っているこれらの役割を果たせません。そもそも、呼吸は鼻で行うのが自然であって、口は呼吸器官ではないからです。

その結果、口呼吸を続けていると副鼻腔炎や上咽頭炎などのトラブルが起こりやすくなってしまいます。今回のコロナ禍でマスクの習慣がすっかり定着しましたが、2020年5月に実施された熊本日日新聞のアンケートによれば、回答者の実に25％がマスク着用時は口呼吸であるとしています。年代別に見ると、20代ではこの数字が4割を超え、30代や40代でも3割以上に及んだ一方で、60代以上では1割前後にとどまっていました。慣れないマスクで息苦しさを感じるからだと思われますが、ひょっとすると、若い世代では無自覚のまま鼻や喉のトラブルに見舞われている人が多く、実はマスクをつけていない時でも口呼吸になっているのかもしれません。いわゆる「ポカン口」です。これでは若い世代でも感染症のリスクが高まり、かえって逆効果です。

そこで私は「鼻うがい」（鼻洗浄）を強くおすすめします。

歯磨きや口のうがい、手洗いなどは習慣になっている一方で、鼻の奥の異物を取り除くことについては、なかなか意識が向かないのではないでしょうか。空気中の異物の侵入を阻止している上咽頭は、口うがいでは水が届かず、洗い流すことができません。この部分を物理的に洗浄するには、鼻うがいが最も効果的なのです。

現に、今回の新型ウイルス対策（治療法）としても鼻うがいが役立つのではないかと示唆されています。[6] その理由は、上気道の乾燥を防いで線毛の機能が維持されるのがひとつ。もうひとつは、上気道の上皮細胞が抗ウイルス作用を発揮するのに役立つと考えられることです。

実際、アメリカでは多くの家庭医が、上気道感染症の治療目的で、患者に鼻うがいをすすめているともいわれています。

マクロファージなどの免疫細胞は、「次亜塩素酸」という物質を使って病原体や異物を分解しています。次亜塩素酸といえば、空間噴霧の際の消毒薬として有効かどうか物議をかもした次亜塩素酸水の主成分でもあります。そしてこれまでは、マクロファージなどの免疫細胞だけが次亜塩素酸をつくり出すと考えられていました。

しかし近年になって、上皮細胞でも次亜塩素酸がつくり出されて同様の抗ウイルス作用を示すことを、同じ研究チームが確認していたのです。研究で用いられていた鼻うがいの溶液は食塩水でしたが、食塩（NaCl）が水に溶けるとナトリウムイオン（Na^{+}）と塩化物イオン（Cl^{-}）が発生します。マクロファージや上皮細胞は塩化物イオンを材料に次亜塩素酸をつくり出すため、鼻うがいが抗ウイルスに威力を発揮するというわけです。

私が特におすすめするのが、塩化マグネシウムの溶液を用いた鼻うがいです。塩化マグネシウムは塩化物イオンの供給源になるのはもちろんのこと、副鼻腔炎や上咽頭炎の原因となる細菌や真菌は、酸性の環境下で繁殖しやすいといわれているため、アルカリ性のマグネシウム溶液で洗浄することで、ウイルスを取り除くだけでなく、これらの原因菌が繁殖しにくい環境にもなります。アルカリ性のもとでは線毛の機能が向上することも知られています。また、マグネシウムには炎症を抑制する効果も期待できます。さらには前述のように、脳脊髄液の流れをスムーズにし、脳の解毒にも役立ちます。

鼻うがいやマグネシウム経皮療法を日本の文化に！

私たちの体の中で「穴の開いているところ」は全て粘液で守られていますが、最も注意すべきは鼻の中（鼻腔）です。いつの間にか気づかないうちに鼻の奥で問題が起こっているケースが多く、こうした鼻腔のトラブルは、実は心の病（精神疾患）とも密接に関与しています。なぜなら、「鼻は脳とつながっている」からです。

例えば慢性上咽頭炎は、脳の視床下部という部位の機能に支障をきたすことが知られています。視床下部は自律神経をコントロールしているため、結果的に自律神経失調を招くことになり、心身にさまざまな悪影響をもたらしてしまいます。

さらに近年では、上咽頭が、大脳辺縁系という脳の部位やストレス反応にかかわるＨＰＡ軸という仕組みと連動している（相互作用を示す）のではないかという仮説もあります。大脳辺縁系は、視床下部と同様に自律神経のコントロールにかかわるほか、私たちの感情や記憶、本能などを司っています。ＨＰＡ軸とは、視床下部→脳下垂体→副腎というストレス反応（ホルモン分泌）の流れについて、それぞれの部位や臓器の英語の頭文字をとったものです。

ストレスが加わると、その刺激は大脳辺縁系から視床下部に届き、視床下部からホルモンが分泌され、それが脳下垂体を刺激して脳下垂体から別のホルモンの分泌を促し、今度はそれが副腎を刺激し、最終的に副腎（副腎皮質）からストレスホルモン（コルチゾール）が分泌され、心身のストレスに対応する……というのが、HPA軸の大まかな仕組みです。

つまり、上咽頭のトラブルが大脳辺縁系やHPA軸の仕組みを混乱させ、さらにはその影響が再び上咽頭にも跳ね返ってくるという悪循環が生じてしまうのではないか、ひいてはこのことが、免疫力の低下をはじめ、心身のさまざまな健康問題のリスクを高めてしまうのではないかと推測されているわけです。

そして、ここでマグネシウム鼻うがいを行えば、上咽頭の健康を改善するにとどまらず、大脳辺縁系やHPA軸の仕組みもスムーズに機能しうることになります。第2章で、緑茶のような「盾」になるものを知っておくことが大切だという話をしましたが、さらに鼻うがいという「盾」もあれば、新型ウイルスはもはや怖い存在ではなくなることでしょう。

さらには鼻うがい以外にも、マグネシウムはさまざまな使い方ができます。粘膜や皮膚からの吸収を通じた、いわゆる経皮療法です。例えば、ローションとして皮膚にすり込んでマッサージしたり、前述の入浴剤や歯磨剤（歯磨き粉）として用いたり、足湯に溶かし入れたりする方法があります。いずれも塩化マグネシウムを用いるのが最適です。口からとる（食べ物やサプリメントから摂取する）ことに加えて、皮膚や粘膜からも吸収することで、まるでマシンガンのようにマグネシウムが随所で力を発揮してくれます。実際、こうしたマグネシウム経皮療法は、心臓病や糖尿病のほか、喘息や気管支炎、片頭痛、月経前症候群、線維筋痛症などへの改善効果が報告されていますし、リラックス効果や睡眠改善効果なども知られています。

新型ウイルス対策にとどまらない、マグネシウム鼻うがいやマグネシウム経皮療法を、ぜひとも皆さんの新習慣にしてください。私はこれらが、日本の文化として定着してほしいと願っています。

「真の免疫力」をよみがえらせる「少食力」と「断食力」

鼻うがいと同じくらい、皆さんにとってなじみがないのが「断食」ではないでしょうか？

一般的には宗教的な行事や修行などのイメージが強いかもしれませんし、「プチ断食」などの減量法（ダイエット法）として見聞きしたことがある、あるいは実際にやってみたことがあるという人もいるかもしれません。

なぜここで断食の話を持ち出すかというと、「真の免疫力」をよみがえらせる上で欠くことのできない要素だからです。「断食と免疫のどこに何の関係があるのか⁉」「しっかり食べないと、むしろ免疫力が落ちてしまうのでは⁉」などと思われたかもしれませんが、実は断食と免疫システムは大いに関係していますし、断食は免疫力を大いに高めてくれます。

地球はこれまで、幾度となく大規模な気候変動に見舞われてきました。そのたびに、あらゆる生物が飢餓に直面し、それによって絶滅してしまう生物もいました。しかしその一方で、何とか生き延びる生物もいました。そうして最終的に淘汰されていったのが、今の地球上に存在する動植物であり、私たち人間なのです。

ということは、今の地球に生き残っている生物たちは、飢餓状態には慣れっこになっていると考えられます。換言すれば、もともとは空腹こそが「日常」であり、満腹は「非日常」の極みだということです。そして全身の細胞は、そんな「日常」の時間を常に待ち望んでいます。

生物にとっての「食」とは本来、いつありつけるか分からないような「非日常」の一大イベントです。幸運にもありつけた場合は、ここぞとばかりに食べ物の消化や吸収にエネルギーを集中させます。その一方で、食べ物にありつけない「日常」の時間を有効活用して、全身の細胞は自身のメンテナンスをじっくり行います。そうすることで「非日常」の到来に備えるわけです。

ところが現代は「飽食の時代」といわれるようになり、私たちは食事にありつけないどころか、身の回りに食べ物があふれかえったような状態です。つまり、非日常と日常が完全に逆転してしまい、全身の細胞はメンテナンスの時間を十分に確保できなくなってしまっているのです。このことが、数々の健康問題を引き起こす要因になっています。

　だからこそ、いつも何かしら食べているという生活をいったんストップし、食べない時間を意図的につくり出す必要があります。そうすれば、待ってましたとばかりに全身の細胞がメンテナンスにとりかかることができます。その結果、細胞は本来の機能を取り戻すことができ、健康の維持増進や健康問題の予防・改善につながるというわけです。

　そして、全身の細胞はこうしたメンテナンスを行うと同時に、私たちが食べていない時間に「食事」をとります。それは、「自分で自分の体を食べる」というものです。

　ひとつひとつの細胞の中では、不要になった部品や材料をいったん分解して、さまざまな用途に応じて再利用するという作業が行われています。こうしたリサイクルの仕組みのうち代表的なものに「オートファジー」がありますが、このオートファジーも、断食を行うことで誘発されたり活性化したりすることが分かっています。

　繰り返しますが、免疫システムの実体も免疫細胞（白血球）によるチームワークですし、彼らの製造元である骨髄も、彼らが通路にしている血管やリンパ管も、彼らのトレーニングの場となる胸腺も脾臓も腸壁も、ウイルスの侵入を最前線で阻止する気道表面も、全て細胞の集合体ですから、食べない時間をつくり出すことで彼らが本来の機能を取り戻し、ひいては「真の免疫力」を発揮してくれるのです。

そこで、まずは「究極の食事」を少なめに食べることを心がけましょう。1日3食が習慣になっている人が多いと思いますが、それを半分の1・5食にしてみましょう。私が実践しているのは、朝食を軽めにし（0・5食）、昼食は普通にとり（1食）、夕食をとらない（0食）という方法で、合計1・5食です。

仏教の考え方でも、朝食を小食《しょうじき》、昼食を正食《しょうじき》、夕食は非食《ひじき》と呼びます。まさに、朝は軽めの0・5食、昼は適量の1食、そして夜は食べないという位置づけです。この食べ方だと、昼食後から翌朝にかけて、およそ16～18時間の断食を行っていることになりますし、夕食をとらないことで睡眠中に消化の負担から解放され、全身の細胞が自身のメンテナンスにじっくり集中できることにもなります。

最初は空腹感に慣れないかもしれませんが、そのうち、お腹がすいているほうがむしろ調子がいいことに気づくはずです。細胞の立場になって、空腹の日常を思い出しましょう。

そして1日1・5食の習慣と共に、時には「1日0食」の日も設けるわけです。すなわち、断食の習慣化です。

定期的な断食は免疫システムの老化を防いでくれる

実際、定期的な断食を通じて、白血球のもととなる造血幹細胞が免疫システムを若返らせることが示されています。この研究では、断食期間中には造血幹細胞や白血球の数がいったん減少するものの、断食後に食事を再開すると、造血幹細胞の数が増加すると共に白血球数も回復していました。また、白血球が老化などの影響で深刻に抑制されたり損傷を受けたりしても、断食を繰り返すことで正常な白血球数が回復することから、免疫システムに対する老化の影響を逆転させる可能性さえ推測されているというわけです。ちなみに、少食（カロリー制限）や16時間の断食（断続的な断食）にも、造血幹細胞の数を増やす効果が知られています。先ほどの1日1・5食の方法がここでも役立つことになります。

断食は有害物質の解毒にも役立ちます。主に飲食を通じて体内に取り込まれた有害物質の多くは脂溶性であるため、体脂肪に蓄積されやすい傾向がありますが、断食中は体脂肪がエネルギー源として用いられ、その際に有害物質が遊離し、肝臓で処理されたり体外に排出されたりしやすくなるからです。また、少食や断食の抗炎症作用もよく知られています。こうした少食や断食のさまざまな効果が「真の免疫力」につながっていくわけです。

このように、「食べないこと」には計り知れない可能性があります。後述するように、脳をよみがえらせるパワーさえ秘めています。ただし、間違った食事のまま少食にしたところで意味がありませんし、世間の断食法は玉石混交といっても過言ではありません。不適切なやり方だとかえって逆効果になる恐れさえあります。私がおすすめする断食法は、単に何も食べないといった方法ではなく、万能ミネラルのマグネシウムなどの栄養素が入った専用ドリンクを飲みながら行う、包括的な健康プログラムです。

断食の健康効果の詳細や、世間のダイエット法などとは一線を画す、私が提唱する「山田式ミネラルファスティング」の方法などについては、私の著書『脳と体が若くなる断食力』（青春出版社）などを参考にしてください。

「出す・減らす・眠る」の三原則を知っておこう

一般に、健康の維持増進の手段として認識されていることの多くは、何かを取り入れたり、加えたり、アクションを起こしたりすることではないでしょうか。もちろんそうしたことも大切ではありますが、その一方で「出す・減らす・眠る」の三原則については何かと見落とされがちなのではないかと思います。

「出す」というと、排便を思い浮かべる人が多いかもしれません。他にも、細胞内で発生した老廃物を細胞外へとスムーズに排出したり、有害物質を適切に解毒・排泄したりすることも「出す」に含まれます。前述の鼻うがいも「出す」の代表例です。

また、アーシングなども「出す」の一環です。アーシング（earthing）とは、土の上や砂浜など、舗装されていない場所で裸足になったり、そのまま歩いたりすることです。スマートフォンやタブレット端末などの電子機器類を頻繁に使用していると、私たちの体はいつの間にか不要な電気を帯電してしまい、心身の不健康につながります。そこで不要な電気を放電（アース）するのがアーシングです。早朝ウォーキング時に土の地面のある場所でぜひ行ってみてください。芝生や砂浜なども適しています。

「減らす」は、なんといっても現代人の食べ過ぎの傾向を指摘しないわけにはいきません。まずは1日1・5食の少食を習慣づけることです。少食にすることのメリットは、農薬や重金属類、食品添加物、トランス脂肪酸といった数々の有害物質の取り込みを減らせる点にもあります。1回の食事量や1日の食事の頻度を減らせば、そこから取り込まれる有害物質の総量も少なくできるからです。そしてその延長線上にあるのが断食習慣です。

アルコールやタバコなどの嗜好品を「減らす」ことも大切です。これらは自覚の有無や程度の差にかかわらず、依存症につながります。その結果、現代人の多くが「満足しない脳」になってしまっています。その反面、玄米に唯一含まれるガンマオリザノールという成分は、「足るを知る脳」にしてくれる働きがあります。つまり、玄米を主食とした「究極の食事」は、自然と耽溺や食べ過ぎを防ぐと共に「腹八分に病なし」を体現してくれるというわけです。

また、タバコは論外ですが、アルコールを摂取すると利尿作用が強まり、食事から得たせっかくの貴重なミネラルを体外に排出してしまうことにもなります。飲酒の習慣がある人は特に、良質なサプリメントが欠かせません。

そして「眠る」。睡眠の重要性についてもすでにお伝えした通りです。脳の解毒という点では「出す」とも深く関連しています。そして「眠る」は「起きる」と常にセットです。できる限り、太陽が沈むと共に睡眠モードに入っていき、夜明けと共に目覚めるようにすれば、メラトニンの恩恵を最大限に受けることができます。

こうした三原則は見落とされがちであるとはいえ、第3章で紹介した食習慣やこの章でお伝えしている生活習慣を実践していれば、「出す・減らす・眠る」も自然にできているはずです。要は、プラスの健康術とマイナスの健康術の両方をフル活用することが、非常に大切なのだということです。

コロナ禍の心のケアにも同じ習慣が役立つ!

今回のコロナ禍は、新型ウイルス感染症という身体的な問題のみならず、「コロナうつ」や「コロナストレス」といった言葉に象徴されるように、私たちの精神面にも多大な影響を及ぼすことになりました。「STAY HOME」に伴う自粛ムードは不安やイライラにつながり、家庭内にとどまらず社会全体の問題にまで発展しました。

それはスポーツ界にも及び、試合や大会がことごとく延期・中止になったり、無観客で行われたり、練習すらままならない状態を余儀なくされたりして、メンタル面に問題を抱えるアスリートが続出しました。また、学業生活に支障をきたしたり、収入が大幅に減ったり職を失ったりした人も後を絶たず、多くの人が精神的に追い詰められるという事態に陥りました。さらには、新型ウイルス感染症患者の治療にあたる医療従事者の間にまで、強いストレスや不安、うつなどのメンタルヘルスの問題が大きくのしかかることになったのです。

なお、今回の新型ウイルス感染症の患者において、コルチゾールという物質の血中濃度が高い人は急激に悪化し、死亡するリスクが高いことが報告されています。[7] 鼻うがいのところでも登場したコルチゾールは、いわゆる「ストレスホルモン」と呼ばれていて、心身のストレスに反応して体内で生成され、免疫系など体内のシステムを変化させることでストレスへの対応をサポートします。コルチゾールの血中濃度が低くても命にかかわりますが、過剰であっても同様に危険であり、感染症のリスクを高めたり症状を悪化させたりする恐れがあります。

要するに「ＳＴＡＹ ＨＯＭＥ」に伴うストレスの増大が症状を悪化させ、犠牲者を生んだ側面も大いにありうるということです。実際、そのせいで新型ウイルス感染症への脆弱性が高まっているのではないかとする、何とも皮肉な研究結果も示されています。[8]

残念ながら、こうした問題は今後も長引くことが推測されますが、皆さんには、私たちの心のケアにおいても、ここまで紹介してきた全く同じ食習慣や生活習慣が役立つということを知っておいていただきたいと思います。

なぜなら、私たちの心も細胞の活動で成り立っているからです。全身の細胞が元気に働くための食習慣や生活習慣を実践していれば、思考や感情も健康になるからです。

2種類の脳細胞と神経伝達物質による心の操縦

私たちの脳の中には、数百億から1000億ともいわれる膨大な数の細胞（脳細胞）が網の目のように張り巡らされており、あらゆる情報の受信や発信を行ったり、それらの活動をサポートしたりしています。脳を構成するこれらの細胞は、神経細胞（ニューロン）とグリア細胞の2種類に大きく分けられます（**図21**）。

神経細胞は、情報の処理と伝達に特化した細胞です。細胞同士で大きなネットワークを構築していて、電気信号によって物事を記憶したり考えたり、喜怒哀楽の感情を表したりということができています。これまでは、こうした神経細胞の働きばかりが重視されてきましたが、近年になってその存在が改めて注目されているのが、もうひとつのグリア細胞です。

グリア細胞の数は神経細胞の10倍以上にも及び、神経細胞と共に脳の機能に大きく貢献しています。グリア細胞は神経細胞の働きを助ける細胞の総称で、神経細胞に栄養素や物質を届けたり神経細胞同士のネットワークを構造的に支えたり、脳のバリア（血液脳関門）を構築したりしているもの（アストロサイト）、脳内で免疫機能を司るもの（ミクログリア）、神経細胞の電気信号がショートしないように絶縁体役となるもの（オリゴデンドロサイト）などがよく知られています。

そして、神経細胞と神経細胞のつなぎ目（シナプス）を橋渡しするのが、神経細胞からつくり出される数々の神経伝達物質です。大きく分けると、アクセル系（人を活発にさせるもの）とブレーキ系（人を落ち着かせるもの）の2種類があり、これらの巧みなチームワークによっても私たちの思考や感情が操縦されていることになります。

図21　神経細胞とグリア細胞

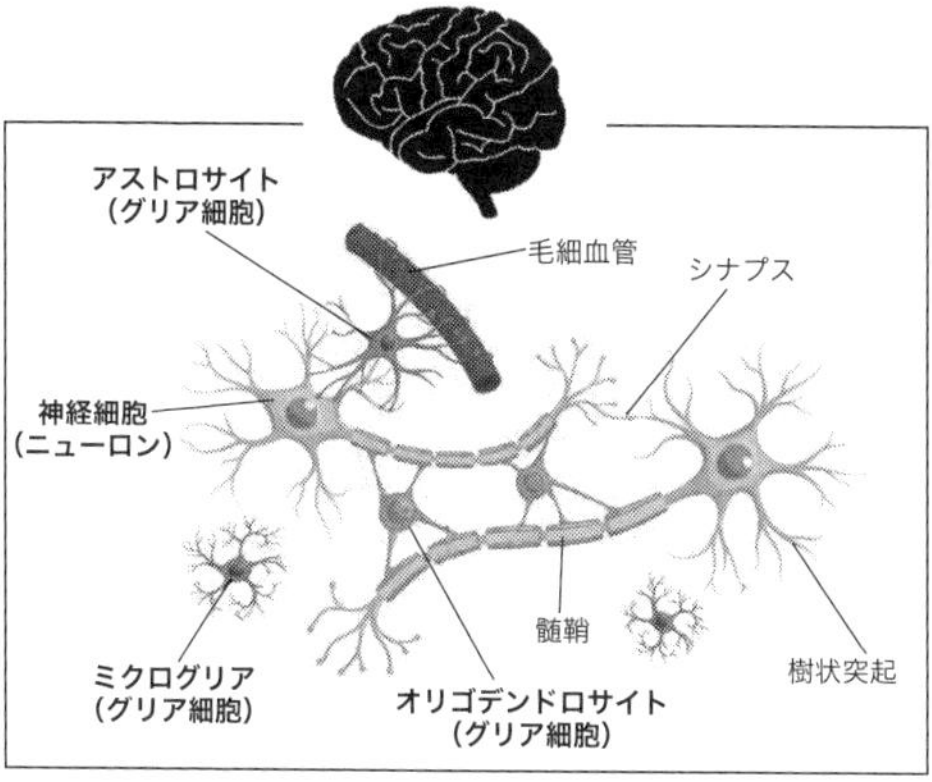

逆に、このチームワークが乱れるようなことがあれば、アクセルやブレーキの踏みすぎになったり、急発進や急ブレーキになったり、アクセルとブレーキを踏み間違えたり、サイドブレーキをかけたまま引きずるように発進したり……といったように、心の操縦が不安定になってしまうわけです。

今回のコロナ禍のように私たちを取り巻く環境が

激変すれば、誰でもこうした心の操縦が不安定になりがちではあるのですが、そこには確実に「個人差」があると共に、誰でも対策を講じることができます。つまり、心の操縦の不安定が悪化するのを防いだり改善したりしてくれるのが、毎日の食習慣と生活習慣なのです。

細胞が元気になれば、心も必ず元気になる

一般に、心の問題は体の問題とは切り離して考えられがちです。しかし、心は「心臓」にあるわけではありませんし、実体のつかめないミステリアスなものでもありません。それは「脳」でつくられ、「脳」に存在しているのです。前述の神経細胞やグリア細胞の活動、神経伝達物質、さらにはそれらに影響を及ぼすさまざまなホルモンが連携しながら、私たちの思考や感情をつくり出しています。

心の問題は人格や自尊心にかかわり、その人物に対する社会的な評価そのものに直結するだけに、「自分という人間が細胞や物質の連携プレーで成り立っている」という感覚は、なかなか受け入れがたいことかもしれません。しかし、心の問題であり、主に脳内の神経伝達のどこかにトラブルが発生しているのは、まぎれもない事実です。だからこそ、細胞が元気になるアプローチを講じる必要があるわけです。

例えば、その大きな柱となるのが「究極の食事」です。食べ物から得た糖質は神経細胞やグ

リア細胞が活動するためのエネルギー源になりますし、脂質は神経細胞やグリア細胞の膜を構成する不可欠な成分です。タンパク質は数々の神経伝達物質やホルモンの材料になります。そして、これらの栄養素をそれぞれの目的で利用するためには（さまざまな酵素が働くためには）、種々のミネラルやビタミンが絶対に欠かせません。これらはあくまでも主な例をいくつか挙げたにすぎませんが、とにかく、私たちは心も食べ物からつくられていること、栄養や物質しだいで心の状態が変わることを、改めて頭に入れておくべきです。

今回のコロナ禍では、いい年をした大人たちによる、人間性が疑われるような信じがたい言動も散見されます。自身の感染判明後あるいは感染を偽って飲食店やスーパーを訪問し、営業を妨害するといういやがらせ（いわゆる「俺コロナ」）に始まり、パニックによる買い占め、店員や買い物客への暴言、過度の同調圧力が招いた「自粛警察」や「他県ナンバー狩り」、言動の正当性の主張合戦、ＳＮＳなどでの誹謗中傷、不安やイライラを他者にぶつける……。いずれも見るに堪えない、極めて不快なものです。これらはさしずめ、日本社会がサイトカインストーム状態であるかのようにも映ります。

こうした言動に総じて共通するのは、いわゆる「大人の幼稚化」（子ども返り）です。心理学の分野でも、世の中が不穏になるとこうした現象が起こりやすいといわれてはいますが、結局のところは、普段から細胞の健康状態があまりよくないために、今回のような事態が起こると思考や感情もうまくコントロールできず、経験豊富なはずの大人であってもこうした言動に走ってしまいやすいのではないかという因果関係が見え隠れします。

逆に考えれば、全身の細胞が元気になりさえすれば、私たちの心も必ず元気になるのだということです。つまり、全身の細胞の働きをよくするための食習慣や生活習慣が、同じように心のケアにも役立ち、異常事態でも冷静な発言や行動を維持できるのだということです。

音楽はこの世で最良の薬である!

さて、全身の細胞を元気にし、コロナ禍のような異常事態でも心と体を健康に保つ上で、ぜひとも皆さんに取り入れていただきたい生活習慣があります。それは「音楽を聞くこと」です。特に、レコード音楽をご家庭で満喫していただきたいのです。

音には、私たちの耳に聞こえる音（可聴音）と聞こえない音（非可聴音）があり、この2つが組み合わさると、心身の両面に対して健康効果をもたらすことが分かっています。具体的には、免疫力アップ（白血球の活性化）と心の安定（リラックス効果）に集約することができます。そして、可聴音と非可聴音が組み合わさっているのがレコードの音なのです。

耳で聞こえる音はともかく、なぜ聞こえない音まで私たちに影響を及ぼすのかというと、音波の刺激を通じて全身の細胞が振動・共鳴するからです。聞こえる音でも聞こえない音でも、それが音波であるのは共通していて、細胞はどちらも同じものとして受け取ります。「耳以外で体が音を聞いている」と言っても皆さんはイメージできないかもしれませんが、実際に、ほぼ全身の細胞が、音の振動に呼応するような特別な受容体を持っています。

それに、五感（視覚、聴覚、触覚、味覚、嗅覚）のうち、振動や接触を情報源にしているのは聴覚と触覚だけですし、聴覚は、私たちが得ている感覚情報の9割を占めているといわれていますから、全身の細胞への影響度合いは推して知るべしといったところです。

現に、音楽を聞くことで体の痛みが緩和したり血流が改善したり、血圧が低下したり、不安感が治まったりすることが実際に報告されています。また、音楽療法で自尊心が回復したり、うつが軽減したりすることも確かめられています。さらには、認知症やアルツハイマー病の患者の症状緩和にも役立つことが示され、アメリカのドキュメンタリー映画にもなっています。40ヘルツ前後の低音が脳のグリア細胞に働きかけ、アルツハイマー病の関連物質として知られている過剰なアミロイドβの分解・除去が促進されるというメカニズムまでも確認されているのです。

そうはいっても、まだまだ眉唾だと思っている人が多いでしょう。何らかの心身のトラブルに見舞われる場合、ここまで紹介してきたような食習慣や生活習慣でさえ、その解決策として取り組んでみようという発想にはほとんどの人が至らないはずです。さらには「音楽を聞いて心身の不調を治そう」と思う人など、皆無に等しいのではないかと思われます。だからこそ、レコードの音や自然の音が、皆さんの想像以上に優れたパワーを持っているということを強くお伝えしておきたいのです。

お腹の中の赤ちゃんと一緒にレコード音楽を

妊娠中の方は、お腹の赤ちゃんと一緒にぜひレコード音楽を聞くようにしてください。

胎児の脳は妊娠24週あたりから急速に発達し、脳の指令によって全身の機能をコントロールできるようになっていきます。また、妊娠27週から生後6ヶ月くらいまでの期間が、聴覚の発達において極めて重要であることが知られています。この頃の胎児は、体が大きくなると共に妊婦の腹壁が薄くなるのも影響して、外界からのさまざまな音が聞こえてくるようになります。

赤ちゃんがお腹の中にいる時は目が見えず、周囲の情報を視覚から得ることはできませんが、音だけはしっかり聞いています。十月十日の妊娠期間中、胎児の発育のプロセス（姿かたち）は、35億年分の生物の進化を早送りのようにめまぐるしく再現しており、このプロセスにおいても、音の情報は非常に重要となります。

胎児は羊水を通じて音の情報を得ることになるわけですが、その際、母親の声や呼びかけはもちろんのこと、母親の心臓の鼓動（心音）や、血管内を血液が流れる音なども聞いています。

そしてそれは、前述のように耳だけで聞いているわけでなく、羊水を通じた振動をキャッチすることによって、胎児も全身で音を聞いている（共鳴している）のです。こうした全ての音が、胎児の発育にも非常に大きな影響を及ぼしています。よい音を聞けば健康に育ちますし、悪い音は胎児の不健康にも寄与しうるのです。母親と胎児は、へその緒（臍帯）だけでなく音でもつながっているというわけです。

そしてその一環として、レコード音楽を通じても母子でつながっていただきたいのです。実際、快適な音楽を聞いた妊婦では血圧や感情に好ましい変化が顕著にみられたり、胎児に音楽を聞かせると脳の発達を増進したりすることが分かっています。

妊婦が心地よいと思うレコード音楽を、お腹の赤ん坊と一緒に、耳からだけでなく全身の細胞で聞くことが、妊婦にも赤ん坊にも多くのメリットをもたらすのです。

タンパク質の音楽——振動のメロディーが生物を健康にする

全身の細胞の中では、さまざまな種類のタンパク質（生体タンパク質）がつくられています。ここまでに登場した抗体やサイトカインなど、免疫システムと直接関連するようなタンパク質や、酵素やホルモン、受容体のほかにも、筋肉の収縮や弛緩にかかわるもの、情報伝達にかかわるもの、物質の接着や結合にかかわるもの、あるいは物質の運搬や輸送にかかわるものなどがあり、それらを合計すると、なんと10万種類にも及ぶといわれています。

こうしたタンパク質がつくられる際には振動が発生します。そして、この振動を音階に置き換えると、なんと音楽（メロディー）として聞こえてくるのです。しかも、このメロディーを聞いた人では健康問題が改善したり、農作物に聞かせると収穫量が増えたりするという、驚異のパワーを持っているのです。

さらには、そうしてでき上がったメロディーが、モーツァルトやベートーヴェンの曲に登場するフレーズと非常によく似ているものまであるというと、にわかには信じがたいかもしれません。しかし例えば、ある受容体の「タンパク質の音楽」を演奏してみると、ベートーヴェンの「運命」のメロディーになりますし、ある調節役のタンパク質だと、モーツァルトの「弦楽四重奏曲第15番ニ短調」のメロディーになります。そして、これらのメロディーを農作物や発酵食品の近くで流すと、格段においしくなるのだそうです。

逆に、ベートーヴェンの「田園」を調べてみると、利尿を抑制するホルモンの合成を活発にするメロディーが含まれていることが分かりました。また、ヴィヴァルディの「四季」には、酵母が増殖する時に必要なタンパク質の音楽に似ていることも確かめられたのです。

一般に、音楽の効用といえばストレス解消やリラックス効果などに目が向けられますが、このように生体タンパク質にも影響し、私たちの健康を増進させる効果もあることが分かります。

そして、どんな生物も細胞でできていて、やはり細胞内ではそれぞれの生物用のタンパク質がつくり出されているわけですから、農作物や微生物にも「タンパク質の音楽」があり、そのメロディーを再現すれば収穫や発酵にも好影響を及ぼすのだと考えられます。近年では畜産や醸造などにクラシック音楽が利用されていますが、その背景には少なからず、こうしたメカニズムが働いているのでしょう。

音楽はこの世で最良の薬である――。この言葉が決して仰々しいものではないということが、皆さんにもお分かりいただけたでしょうか？

太古の人類の集団生活を支えた音楽のパワー

少し壮大な話になりますが、ここで人類の歴史を振り返ってみましょう。

今から4万年前には2種類の人類が地球上に存在していました。一方は、今を生きる私たちが属するホモ・サピエンス、もう一方はネアンデルタール人です。当時はヨーロッパを中心にこの2種類が生活していました。しかしまもなく、ネアンデルタール人は滅びてしまいます。ではいったい、なぜネアンデルタール人は滅び、ホモ・サピエンスは生き残ったのでしょうか？

次ページの**図22**は、上から順に、マンモスの骨でつくられた笛、その下は鳥の骨の笛です。中央の写真はハゲワシの骨の笛で、一番下の写真はハゲタカの翼の骨が使われた笛です。いず

図22　動物の骨でつくられた笛

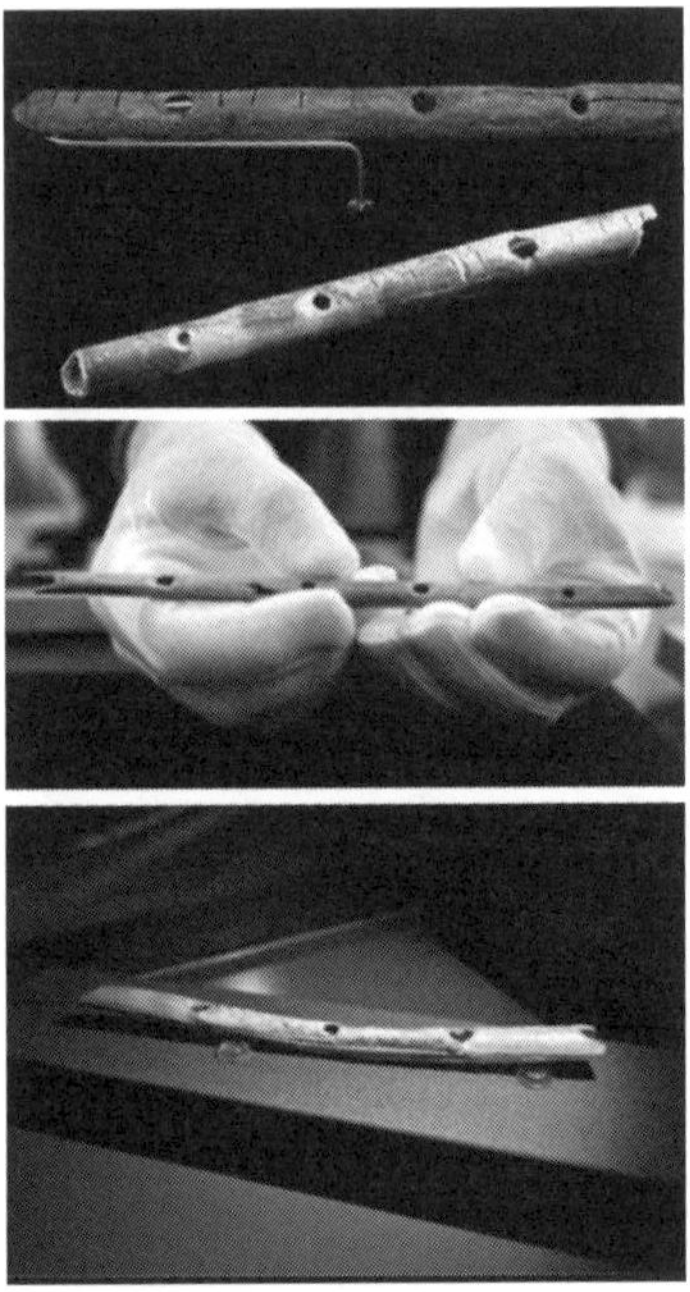

出典：©RIPEODUZIONE RISERVATA

れも、当時のホモ・サピエンスが暮らしていた洞窟の中から発見されたものです。

驚くことに、これらの笛には、音の高さを変えるための指穴が開けられています。これはつまり、当時すでに音階らしきものができており、楽器による〝音楽〟が奏でられていたことを物語っています。

一方で、同時期のネアンデルタール人の遺跡からは、装飾品や道具類についてはホモ・サピエンスのものと同程度のものが発見されていますが、明らかに笛だと判断できるようなもの（楽器）は発見されていません。ここに、両者の運命の分かれ目があったのではないかと考えられるのです。

ホモ・サピエンスはネアンデルタール人に比べて体つきが華奢で、狩猟の能力でもかなり見劣りしました。そのため、集団で活動・生活するという方法を選びました。集団生活を行うと、中には素晴らしい道具を発明したり、効率のよい狩りの方法や厳しい寒さを防ぐ方法などを考え出したりする人が出てくるため、他の人はそこから学ぶことができます。これを繰り返すことによって、言語を含めたコミュニケーション能力が急速に発達し、これがネアンデルタール人との知的能力の差が開き始める大きな要因になったと推測できるのです。

4万年前のある時、ホモ・サピエンスの一人が、狩りでつかまえた獲物を食べた後に残った骨の断片に唇を当て、フーっと息を吹き込んでみました。すると、それまでに聞いたこともない美しい音が発せられました。そして、その音の美しさを倍増させたのが、彼らが住処にしていた洞窟だったのです。

現代の建物は、上下左右の床や壁が平行かつ平面になっているため、定在波（元の音と反射した音がお互いに干渉しあってつくり出される音波）が発生して音が濁る場合があります。一方で、洞窟は空間全体がデコボコの岩石でできていて、床も壁も平行面や平面がいっさい存在しないため、音を濁らせる定在波も発生しません。これにより、純粋に透き通った音のエコーが発生します。そして、洞窟が広ければ広いほど、長い時間エコーがかかるようになります。これが、骨の断片に息を吹き込んだ時の音色の心地よさを何倍にも高めたものと考えられます。さらにはそれが、現代人と同じように、洞窟の中で集団生活する人々の心を大いに和ませたはずです。

現代のヨーロッパにも残る「洞窟」と「笛」の姿

笛のつくり方は、一緒に暮らす仲間たちにも一気に広まったことでしょう。そのうち、骨に指穴をあけて閉じたり開いたりすると音程が変わることを誰かが発見し、そのやり方も一気に広がり、やがては複数の笛で合奏が行われ、それに合わせて人が歌うようになったであろうことも、容易に想像できます。ひょっとすると、ライブイベントのようなものもすでに存在したかもしれません。

こうして、笛をつくり出す技術や演奏技術がどんどん発展していくと共に、その音色やメロディーもより複雑で美しいものになっていき、集団がひとつにまとまっていきました。現代人と同じように、当時のホモ・サピエンスにおいても、集団生活の中では考え方や価値観、性格の不一致などによる衝突がたびたび発生したと推測されます。そして集団の規模が大きくなればなるほど、こうした問題も大きく複雑になっていったはずです。そんな中で、彼らの音楽文化が癒しや絆となり、集団の維持に大きく貢献していただろうと考えられます。

さらには、仲間の体調が優れない時にも笛の音を聞かせ、前述のような心身の治療効果をフル活用していた可能性があります。これらのことを通じて、気候が厳しくなったヨーロッパでもなんとか生き延びることができたのではないでしょうか。一方、同じ地域に住んでいたネアンデルタール人は、ホモ・サピエンスとは異なったライフスタイルを選んだために、挙げ句の果てには滅びてしまうことになったというわけです。

現代において、ヨーロッパに多く存在する石造りの教会のホールは、4万年前にホモ・サピエンスが音楽を奏でていた岩石の洞窟を、さらに発展させたものです。その教会に設置されているパイプオルガンも、4万年前にホモ・サピエンスが使っていた骨製の笛が原型となっています。教会にはパイプオルガンや讃美歌が響き、人々の信仰や癒し、交流の場になっています。これらは、ホモ・サピエンスの生き方の原点を色濃く受け継いでいるように思います。

今から何万年も前に笛がつくられ、指穴を開けることで音階がつくられ、それによって合奏を含めた音楽がつくられていった――。これこそが、他の人類とは異なるホモ・サピエンス独自の大きな特徴であり、現代まで存続している大きな要因のひとつだと言えます。ちなみにホモ・サピエンスとは「知恵のある人」「賢い人間」という意味ですが、音楽文化はまさに知恵や賢さを象徴するものです。

そして、ヨーロッパの人々は連綿と続く楽器や音楽を非常に大切にし、大いに活用しています。私たち日本人も、それを大いに見習わなければならないのではないかと思います。

山田式音楽療法――現代人が知恵や賢さを持ち続けるために

ところで、私の自宅には一部を改築し、天井の高さを十分に確保したレコード鑑賞専用ルームがあります。音響専門家の石井伸一郎さんの設計で、オーディオセット自体も日本一、いえ世界一のものが揃っていると自負しています。さらに、レコードに録音された音を忠実に再生する特別な装置も取り入れました。この部屋で、ヨーロッパの教会で演奏されたパイプオルガンの曲のレコードをかければ、まさに教会のホールにいるかのような、さらには4万年前の「洞窟」や「笛」を再現したかのような世界を、存分に味わうことができます。

先ほど、私たちの耳に聞こえる音と聞こえない音があり、この2つが組み合わさると心身の両面に対して健康効果をもたらすことや、両方が組み合わさっているのがレコードの音であることをお伝えしました。この組み合わせによる健康効果は、イヤホンやヘッドホンを通じては得ることができず、スピーカーから発せられることで、初めてその力が発揮されることが分かっています。

そして、自然界において、聞こえる音と聞こえない音が組み合わさって鳴り響いている理想的な場所が、熱帯雨林のジャングルだといわれているのです。さらに、オーディオ装置を通じてスピーカーから流れてくるレコード音楽は、ジャングルで聞こえてくる音に最も近いことも確かめられています。いわば、私の自宅のレコード鑑賞専用ルームは、時に教会のホールになり、太古の洞窟になり、そして熱帯雨林のジャングルにもなるということです。

普段は、私自身が一人で、あるいは家族と一緒にレコード音楽を満喫したり、来客を招待したり、医師も集まる特別な講座の一環として体験していただいたりしているのですが、「STAY HOME」で人の集まりが制限されるさなか、何かできることはないだろうかと試しにやってみたのが、インターネットの動画共有サービスを使った、専用ルームで録音・録画したレコード音楽の配信でした。

「山田式音楽療法」と名付けたこの取り組みでは、クラシックを中心に、よく知られた曲から隠れた名曲まで、私のお気に入りを思いつくままに、解説やコメント付きでアップしていきました。すると、これを聞いてくださった方々から大反響があり、曲の感想などはもちろんのこと、私とは全く縁のない知人や友人に動画をシェアしてくださったり、小さなお子さんに聞かせたり、自分が知っている曲については、その曲にまつわる自身の思い出やエピソードなども私に知らせてくれたりしたのです。レコード音楽を通じた、多くの人とのこうしたつながりは、遠隔同士ではありながらも実に心地のよいものでした。そして、音楽の持つ力を改めて実感する機会になりました。

もちろん、私の専用ルームで直接聞いてもらうのが最善ではありますが、インターネットという文明の利器を活用し、何かと気分が滅入りがちな中でも「洞窟の世界」や「教会の世界」、「ジャングルの世界」を、少しでもおすそ分けできたのではないかと思います。

現代に生きる私たちは、今こそ4万年前のホモ・サピエンスに学ばなければなりません。集団生活の維持には音楽が不可欠であり、私たちは名前負けしないよう、「知恵のある人」や「賢い人間」であり続けなければなりません。毎日の暮らしに「自然の音」があれば、前述のような、見るに堪えない大人の幼稚化の数々も防げるのではないでしょうか。

私たちは今後も、いつ同じような事態に見舞われるか分かりません。また再び「ＳＴＡＹ ＨＯＭＥ」を余儀なくされるかもしれません。そんな時に備えて、そしてそんな時にこそ、ぜひとも皆さんに音楽を活用していただきたいのです。そして可能な範囲で構いませんので、細胞が喜ぶ「自然の音」が聞こえてくるオーディオ環境を、皆さんのご家庭にも整えていただければと思います。

高ＢＤＮＦ習慣で新型ウイルスに屈しない心と体を

この章の最後に、「ＢＤＮＦ」という物質について紹介しておくことにしましょう。

ＢＤＮＦは、脳由来神経栄養因子という物質の英語名の略称です。文字通り脳でつくられる物質で、新たな神経細胞を成長させる働きや、長期記憶に重要であることなどがよく知られています。しかし、ＢＤＮＦはこれ以外にも実に多くの役割を持っていて、脳以外の組織でもつくられることが報告されているほか、脳に限らず全身の細胞に作用することも分かっています。

例えば、ＢＤＮＦの血中濃度が増加することで、記憶力の向上やうつの予防・改善などに加えて、糖代謝や脂質代謝の是正（糖尿病や脂質異常症の予防・改善）、食欲の抑制（過食や肥満の防止）、慢性的な痛みの抑制、網膜の保護（視力の増強）……といったように、さまざまな健康効果が発揮されるのです。逆に、ＢＤＮＦの血中濃度が低いと、これらとは正反対の悪影響をこうむることになります。

図23　自殺未遂歴の有無とBDNFの血中濃度

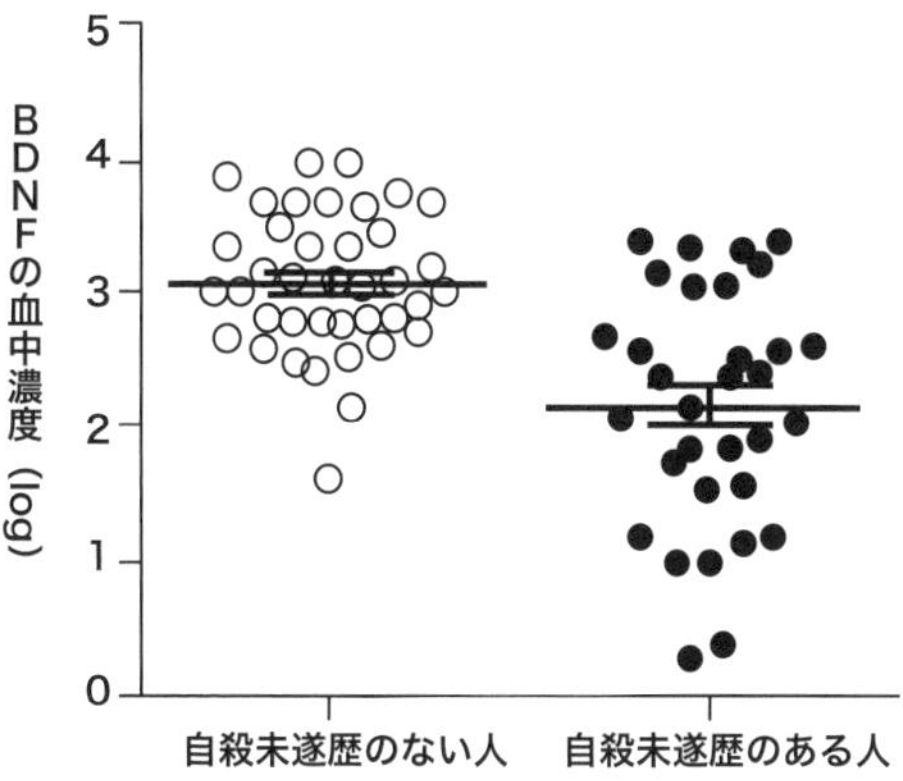

なぜここでＢＤＮＦの話を切り出したかというと、ひとつは、ＢＤＮＦの血中濃度が低下すると、不安感や攻撃性が高まることも分かっているからです。前述したような「大人の幼稚化」に伴う忌々しい言動の数々は、まさに不安感や攻撃性が異常に高まったことによるものだと考えられますし、その背景にはＢＤＮＦの低下も深く関連しているのではないかと推測されます。

もうひとつは、自ら命を絶つ人たちとも深く関連しているからです。自殺未遂の経験者では非経験者に比べて、ＢＤＮＦの血中濃度が低かったことが示されています（**図23**）。つまり、ＢＤＮＦを増やす策を講じれば、今回のコロナ禍で精神的に追い詰められた人た

図24　脳は３種類の部位で構成されている

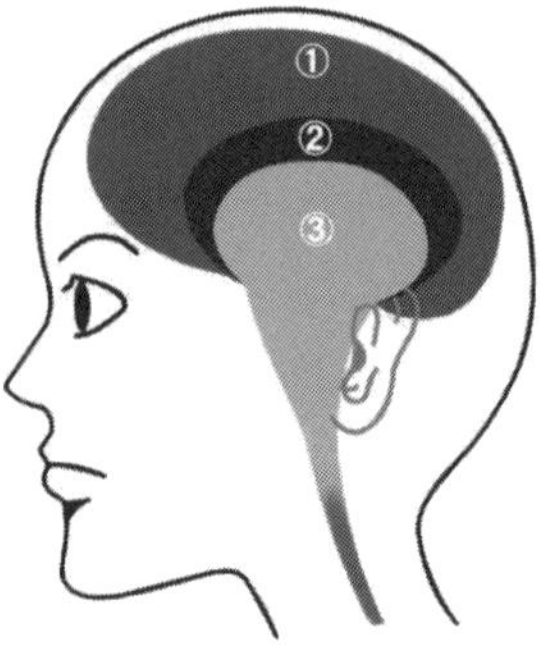

①人間の脳

大脳新皮質を指す

意欲的活動を司る。
話す・聞く・推論する・計算するなど
人間にしかできないことを全て担当

②動物の脳

大脳辺縁系が該当し、海馬や扁桃体が含まれる

記憶や好き嫌い・恐怖などを感じる
本能的にたくましく生きる
動物のような欲望的行動

③生命の脳

脳幹や間脳、大脳基底核が該当

食べる・寝るなど原始的機能を司る
行動パターンが反射的自律的
意思のない生命現象

ちの命を救うことができると考えられるわけです。

そして何と言っても、ここまで紹介してきた食習慣や生活習慣が、ＢＤＮＦの血中濃度を高めることにことごとく貢献するからです。具体的には、オメガ3、ビタミンＢ群の葉酸、大豆や緑茶などに含まれる種々のファイトケミカル、日光浴、睡眠、運動、音楽、そして少食・断食といった因子が、いずれもＢＤＮＦの血中濃度を高め、さまざまな方向から全身の健康増進に寄与することが報告されています。要するに、ＢＤＮＦを増やす習慣は、新型ウイルスにも屈しない心と体をつくることに直結するのです。

私は、こうしたアプローチを通じた「脳機能改善プログラム」を提唱・推進しています。

私たちの脳は、大きく分けて「人間の脳」（大脳新皮質）、「動物の脳」（大脳辺縁系）、「生命の脳」（脳幹や間脳、大脳基底核）という3種類の部位で成り立っています（図24）。これらの全ての機能を最大限に発揮させるのが、脳機能改善プログラムです。体をオーケストラにたとえるならば、脳は指揮者です。脳がタクトを適切に振ることで、全身が楽団としての一体感を高めていくというわけです。

いずれにせよ、これこそが、心と体の両面から新型ウイルスが怖くなくなる、新型ウイルスとも仲良くなれる食習慣と生活習慣の本質であり、神髄なのです。そしてその多くが、今回の新型ウイルスのみならず、今後も起こりうる感染症の脅威にも幅広く役立つことは、改めて言うまでもありません。

注

1 Research Square. preprint. 27 Mar 2020
2 Nutrients 2020, 12(4), 1181
3 bmjnph 2020; 0
4 Life Sci. 2020 Jun 1; 250: 117583
5 Redox Biol. 2020 Mar 19; 32: 101508
6 J Glob Health. 2020 Jun; 10(1): 010332
7 Lancet Diabetes Endocrinol. 2020 Jun 18
8 Perspect Psychol Sci. 2020 Jul 8: 1745691620942516

おわりに ～新たなスタートと共に健康でいよう～

本書では繰り返し「細胞」という言葉が登場しました。健康のあり方を論じる上で、細胞レベルの目線に立つことは絶対不可欠だからです。逆に言えば、全身の細胞ひとつひとつが正しく働いている状態こそが「真の健康」だからです。

＊＊＊

私は「細胞環境デザイン学」という概念を独自に提唱しています。

私たちの体が何十兆個もの細胞で成り立っている以上、常に細胞の立場になって考える必要があります。体を構成するシステムは、免疫系以外にも、骨格系、筋肉系、神経系、循環器系、内分泌系などに大別され、それぞれのシステムを専門とする細胞の集まりでできています。200種類ほどにも及ぶといわれるこれらの細胞は、形や大きさ、役割などは違っていても、基本的な構造やメカニズムなどは共通しています。

1個の細胞は、それ自体が立派な生命体です。1個の細胞の中で生命活動が完結していて、それがたくさん集まることによって、骨や筋肉、神経、血管、内臓などが、それぞれの働きを全うできるわけです。それらの集合体である私たち人間は、それぞれの細胞が今この瞬間に、何を必要としているのかを知りません。しかし、私たちの体を構成する1個1個の細胞自身は、それを分かっています。彼らがつくり出す物質を通じて、細胞同士が常に「対話」しているからです。

ひとつの細胞が行っていること（生命活動）は、非常に複雑で緻密なものです。私たち人間が同じことを再現しようとしても、到底できるものではありません。

例えば、立派な化学者が何らかの物質を人工的につくろうとした場合でも、せいぜい1回に1種類が限界です。しかも、そのために研究室の温度や湿度を細かく調整し、さまざまな実験道具を用意する必要もあります。さらに、物質の原材料の量や反応させるタイミングなどもあれこれ考えつつ、ときにはうまくいかずに失敗も重ねながら、全ての条件がぴったり合わさった時にようやくでき上がる……というのが一般的な光景でしょう。

しかし、細胞は違います。化学者のようには苦労することなく、ミクロの世界で研究室（細胞内小器官）のコンディションを絶妙にコントロールし、必要な実験道具（酵素）を自在に操り、調達した原材料をもとに、1種類どころか何千種類もの物質を、同時進行で素早く正確につくり出します。しかもそれを、いとも簡単に連続して行っているのです。

100分の1㎜前後の細胞の中に、直径1000分の6㎜ほどの核があり、そこには100万分の2㎜ほどの幅ながら1・8mもの長さに及ぶDNAが格納され、その遺伝情報をもとに種々の生命活動が営まれている――。これが、細胞たちの織りなす驚異と神秘の世界がミクロコスモス（小宇宙）にたとえられるゆえんです。

だからこそ、私たちの心身の不調を未然に防いだり、不調を治癒したりできるのは、「医師」でも「薬」でもなく「細胞」だけなのです。むしろ、すぐに医師や薬に頼りたがる私たちは、細胞に笑われていることでしょう。細胞は、自分たちにどんな問題が起こっていて、どうすれば本来の生命活動を取り戻すことができるか、お互いに語りかけ、話し合い、自分たちで解決策を導きます。

私たちの役目は、そんな細胞たちが活動しやすいように環境を整えてやることです。体のどの部位を構成する細胞であっても、快適だと思う環境や不快に感じる環境は共通しています。環境さえ整えれば、それぞれの細胞がそれぞれの役割の中で、最善の働きをしてくれるのです。

こうした驚異の機能を持つ1個1個の細胞の力を最大限に高めるための学問が、細胞環境デザイン学です。細胞から元気になれば、心身のあらゆる健康問題を未然に防ぎ、万が一そうした問題に見舞われた場合でも、細胞から元気になれば改善できます。

そして、細胞の環境を整えれば、菌やウイルスとも仲良く暮らしていくことができます。細胞は、菌やウイルスとも常に「対話」しているからです。私たちは、環境を整えさえすれば、あとは細胞に任せればいいのです。そうすれば、細胞たちが万事うまくやってくれます。これが「細胞環境デザイン学」の本質であり、神髄なのです。

＊＊＊

今回のコロナ禍では「ＳＴＡＹ　ＨＯＭＥ《ステイホーム》」（家にいよう）が声高に叫ばれています。結果的に、感染拡大の阻止にはいくらか貢献しているのかもしれませんが、実際には、むしろ弊害のほうが大きかったのではないかと私は思います。特に、大企業や有名店をはじめとする多くの企業が次々と破綻・閉店へと追いやられたり、業績が悪化したり、国内で何万人もの人が職を失ったりするなど、経済的な打撃は計り知れません。その影響は今後も長引くことでしょう。

私はそんな世の中に対し、「ＳＴＡＹ　ＨＯＭＥ」ではなく「ＳＴＡＹ　ＨＥＡＬＴＨＹ《ステイヘルシー》」（健康でいよう）と呼びかけるべきだと考えています。そしてそのためには、厚生労働省が発表したお仕着せのような内容の「新しい生活様式」の代わりに、もっと有意義で主体的な９つの新習慣「ＮＥＷＳＴＡＲＴ《ニュースタート》」（新たな始まり）をここで提言したいと思います。

「ＮＥＷＳＴＡＲＴ」は、「ＳＴＡＹ　ＨＥＡＬＴＨＹ」のために必要な食習慣や生活習慣の頭文字をまとめたものです。本書（特に第３章と第４章）の復習も兼ねて、順番に説明してい

9つの新習慣
NEWSTART
（新たな始まり）

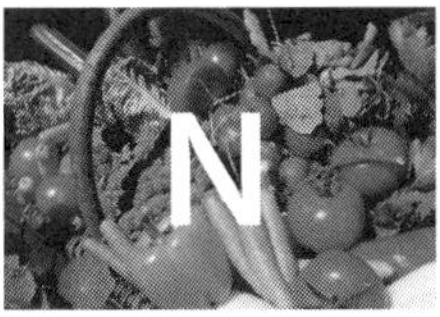

Nutrition
（栄養）

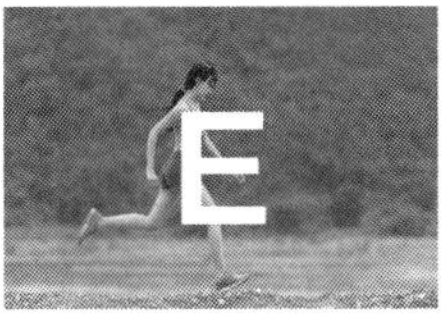

Exercise
（運動）

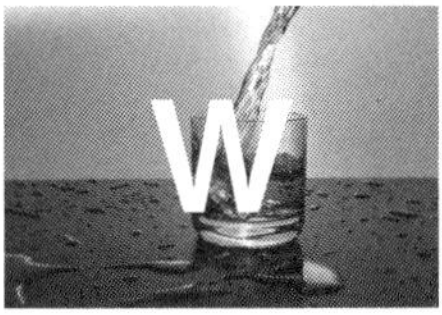

Water
（水）

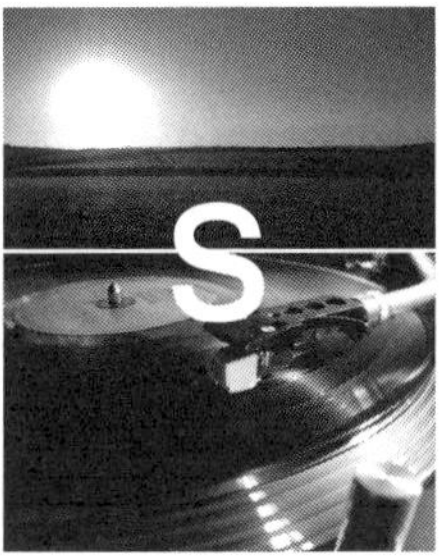

Sunlight/Sound
（日光・音）

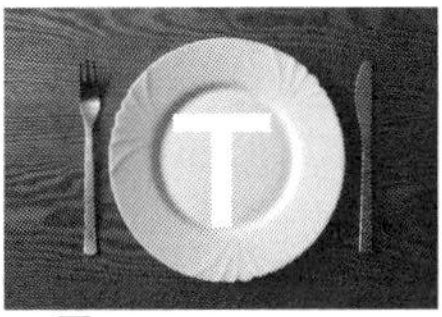

Temperance
（節制）

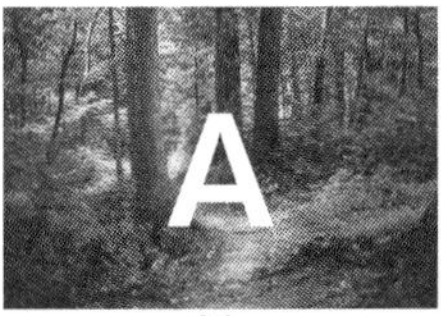

Air
（空気）

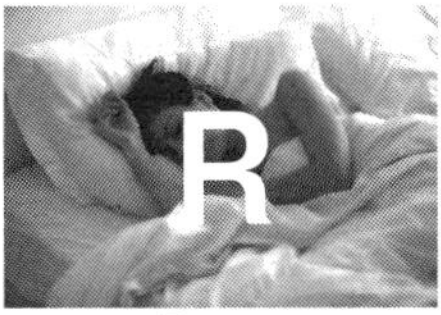

Rest
（休息）

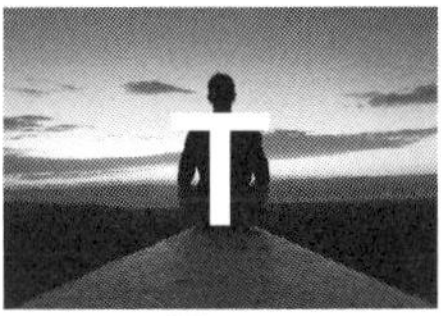

Trust
（信仰）

きましょう。

Nは「栄養」(Nutrition)です。植物性主体の未加工の食べ物で構成された「究極の食事」が基本です。そして、「生命の鎖」を強靭に保つためには、良質なサプリメントも積極的に利用してください。

Eは「運動」(Exercise)です。単に、心肺機能や筋肉の維持、骨の強化などにとどまらず、体内でつくられる抗酸化物質(細胞外SOD)や健脳物質(BDNF)を有効活用するためにも、運動習慣を通じて心身両面の健康に役立ててください。

Wは「水」(Water)です。水は、人間を含めたあらゆる生物にとって、生きていく上で絶対不可欠なものです。細胞の中に存在するものの大半が水分であり、細胞の生命活動の多くも水を必要とします。これらを維持するために、質のよい水を飲むようにしてください。

Sは「日光」(Sunlight)です。ビタミンDやメラトニンの多種多様な働きの恩恵を存分に受けるためには、早朝の日光を浴びることが最も重要なポイントです。早朝ウォーキングを日課にすれば、E(運動)とS(日光)を同時に実践できます。

Sにはもうひとつの意味もあります。それは「音」(Sound)です。音で重要なのはメロディーではなく振動であり、耳だけでなく全身の細胞が音を聞く(振動に共鳴する)ことによって、さまざまな生命活動が行われています。ぜひレコード音楽を聴いてください。

Tは「節制」（Temperance）です。ここには1日1・5食（少食）や1日0食（断食）が該当します。食べない時間をできるだけ増やして細胞たちに食事と修復の時間を与え、脳と体をよみがえらせてください。

Aは「空気」（Air）です。木々の香り成分たっぷりの自然豊かな場所を訪れて、深く呼吸し、空気からも抗酸化物質を取り込んでください。茶釜や鉄瓶の湯気、湯の沸く音、緑茶の香りも楽しめば、N（栄養）、W（水）、S（音）、A（空気）の共演となります。

Rは「休息」（Rest）です。全身の細胞は、活性酸素や紫外線、有害物質などを通じて日中にさまざまなダメージを受けますが、それを適切かつ速やかに修復するメカニズムを備えています。こうした修復は主に睡眠中に行われることから、質の高い睡眠がポイントとなります。早寝早起きの習慣を通じて全身の細胞を健康にしてください。

＊＊＊

そして、最後のTは「信仰」（Trust）です。

『サピエンス全史――文明の構造と人類の幸福』（河出書房新社）というベストセラー本の中で、人類は進化と発展によって多くの富を得たけれども、誰もが不幸になっていると著者は主張します。さらに、この著者はイスラエル人であるにもかかわらず、これからの社会にはなんと「仏教」が必要になると説いているのです。宗教ではなく仏教です。

それは、「世界の誰もが仏教を信仰すべき」と言っているのではありません。仏教の教えには現代人の気づきやヒントになることがたくさんあるので、大いに参考にすべきだという意味です。実際に私も、仏教に関する本を改めて読んでみたのですが、釈迦が2500年も前から、現代人のあり方を諭すかのような名言をいくつも残しているのには、本当に驚くほかありませんでした。私自身、多くの気づきやヒントがありましたし、本書で私がお伝えしてきた内容とも共通するような話が多々ありました。

例えば、その中には「香りのある食事」が登場します。「馥郁《ふくいく》たる食物の香気が千世界に及んだ」「かつて経験したことのない香気で身も心も清められた」「香気をもって薫じられた甘露味のごはん」といったくだりからは、調理や調味、あるいは特定の香辛料に伴う香りというよりも、食材そのものの香り、つまり第4章でも紹介したような、植物性食品から漂う種々の香気成分を連想します。そして、食とはこうあるべきというメッセージにも受け取れるのです。農薬や化学肥料に頼らない農作物は、まさに馥郁たる香気を発します。

また、「五濁《ごじょく》の仏国土で低級なものに信をおく衆生《しゅじょう》に説法する」という話も出てきます。五濁とは、末世や悪世になると起こるとされる、以下の五つの汚濁のことを意味します。

・劫濁《こうじょく》…飢饉や自然災害、戦争などが起きること

・見濁《けんじょく》…誤った考えが蔓延すること
・煩悩濁《ぼんのうじょく》…人を惑わすような煩悩が蔓延すること
・衆生濁《しゅじょうじょく》…人々の心身の資質が下がること
・命濁《めいじょく》…人々の寿命が縮まること
これらもまさに、今回のコロナ禍そのものを言い表しているかのように思いませんか？

＊＊＊

さらに、仏教との関連で言えば、3密を避けることよりも「三密」を極めることに目を向けていただきたいと思います。

私が敬愛してやまない空海（弘法大師）は、「三密加持《さんみつかじ》すれば速疾《そくしつ》に顕《あら》わる」という言葉を遺しています。三密の「三」とは、「身」（運動系の働き）、「口」（言語系の働き）、「意」（思考系の働き）を指すと考えられています。これらは不思議な力であり、普段は煩悩などのせいで最善の働きを示すことはないけれども、この3つを一点に集中させ（三密）、その状態を保つように（加持）すれば、それがお互いに呼応し、やがては一体化することで、実に速やか（速疾）に悟りの道が顕現する……といったニュアンスの言葉です。

ＮＥＷＳＴＡＲＴは、それぞれが「身」「口」「意」を形づくる上で欠かせない要素です。しかし、往々にしてバラバラに認識され、あるいは見過ごされ、それぞれの要素が最高の力を発揮しているとは到底思えないような状況です。コロナ禍の今こそ、NEWSTARTを通じてまさに「三密」を研ぎ澄ませる必要があります。

＊＊＊

そういえば、コロナ禍の日本ではアマビエという妖怪が脚光を浴びました。「疫病退散にご利益がある」ということで、新型ウイルス対策としてアマビエのイラストを描くのがブームになり、さまざまな商品のデザインに採用されたほか、厚生労働省までそのブームに乗じたという経緯があります。

アマビエは神仏ではありませんが、それで人々の気持ちが和んだり、心のよりどころになったりするのであれば、「苦しい時の妖怪頼み」にも大いに意味があると思いますし、こういったことも大切にしていくべきではないかと思います。それに、妖怪はもともと土着の神であったともいわれており、地域によっては信仰の対象にもされてきました。

そもそも日本では、あらゆるものに神が宿っている（八百万《やおよろず》の神）という自然崇拝が古くから定着しています。そして私たち人間という存在も、そうした森羅万象の一部です。森羅万象とうまく調和すれば健康でいられますが、調和できないと病気になります。その点でも、私たちは自然に食べ、自然に生きる必要があるのです。

＊＊＊

静岡県がリニア中央新幹線の建設工事に反対し続け、JR東海は当初の建設計画を延期せざるを得ない事態になりました。静岡県の区間には、3000m級の山々が連なる南アルプスを東西に貫く、大がかりなトンネルが建設される予定ですが、この区間を大井川が流れていることから、川の流量が減少したり下流の地下水に影響したり、水質が悪化したりするのではないかと静岡県は懸念しているわけです。

私は、静岡県のこうした姿勢や想像力、先見性に、心から敬意を表します。すでに工事を着工している両隣の山梨県と長野県にも、静岡県を見習ってほしいと思います。資本主義経済が何よりも最優先されてきた、現代社会のこれまでのやり方では、私たちはいずれ破滅すると考えているからです。特に長野県は、黒姫高原を再生させたC・W・ニコルさんの「アファンの森」を通じて、気づきや学びがたくさんあったはずです。

東京―大阪間を1時間ほどで行き来できるようになるという利便性の代償として、豊かな自然を破壊したり、水源を脅かしたりするようなことを平気でやってしまえば、いつまでたっても日本社会に明るい未来は期待できないでしょう。私たちが自然のおかげで生かされていることと、自然と共に生きていく必要があることを、改めて認識しなければなりません。その重要性を感覚的に理解できる、「知恵のある人」や「賢い人間」にならなければなりません。

コロナ禍を経た今、公衆衛生の介入策の一環として、都市部の生態系（生物多様性）の回復がこれまで以上に重要になってくるという指摘もあります。[1] そこでは大気や土壌の健全性を例に挙げていて、まさに、過剰な衛生や消毒を警告し、環境中の微生物やウイルスとも仲良く暮らしていこうと呼びかけるものです。

ちなみに、この論文を紹介した英語の記事のタイトルは「Get your hands dirty for health」となっています。get one's hands dirty は「本気で取り組む」という意味の慣用表現ですが、ここでは「健康のことに本腰を入れて取り組もう」に加えて、文字通り「（手洗いばかり推奨するのではなく）手を汚くして健康になろう」という、ダブルミーニングの意図も伝わってきて、非常に示唆に富んでいると思います。

＊＊＊

人類の歴史は感染症との闘いの歴史でもあります。そう考えると、私たちは今、こうした八百万の神々に試されている状況であるとも言えます。大局的に捉えれば「淘汰」のプロセスであるとも考えることができるわけです。

地球温暖化に伴い、近い将来、熱帯・亜熱帯地域に特有であったはずのデング熱を媒介する蚊が、その生息域を北上させ、日本にも上陸するだろうといわれています。それに伴い、デング熱が国内で流行する危険性も指摘されているのです。そんなデング熱も、デングウイルスによる感染性疾患です。これからも、このような「新型ウイルス」による感染症はいくらでも起こりうると考えておいたほうがよいでしょう。

今後の脅威に備えるためにも、サバイバルを経てコロナ禍の収束後の人生を全うするためにも、私たちが最優先で行うべきは「新しい生活様式」ではなく「NEWSTART」です。3密を避けることより「三密」を極めることです。そして、「STAY HOME」ではなく「STAY HEALTHY」を心がけるべきなのです。

かけがえのない一度きりの人生を、最高に謳歌するために！

注

1　Ecohealth. 2020 Jun 23: 1–3

山田豊文（やまだ・とよふみ）

杏林予防医学研究所所長。日本幼児脂質栄養学協会（JALNI）会長。

あらゆる方面から細胞の環境を整えれば、誰でも健康に生きていけるという「細胞環境デザイン学」を提唱し、本来あるべき予防医学と治療医学の啓蒙や指導を行う。2013年に「杏林アカデミー」を開校。自ら講師を務める講座を通じて、細胞環境デザイン学を日本に広めていくための人材育成に力を注いでいる。2018年にはJALNIを始動。主に子どもの脂質改善を目的としたさまざまな活動を全国各地で展開している。

主な著書に『細胞から元気になる食事』（新潮社）、『病気がイヤなら「油」を変えなさい！』（河出書房新社）、『トランス脂肪酸から子どもを守る』（共栄書房）、『脳と体が若くなる断食力』（青春出版社）、『超人をつくるアスリート飯』（共栄書房）など。

杏林予防医学研究所ホームページ https://kyorin-yobou.net/
JALNI ホームページ https://jalni.localinfo.jp/
山田豊文フェイスブック https://www.facebook.com/yamada.kyorin

ウイルスにおびえない暮らし方
――「マスク・手洗い・3密回避」よりも大切な食事と習慣

2020年9月5日　初版第1刷発行

著者 ――― 山田豊文
発行者 ――― 平田　勝
発行 ――― 共栄書房
〒101-0065　東京都千代田区西神田 2-5-11 出版輸送ビル 2F
電話　03-3234-6948
FAX　03-3239-8272
E-mail　master@kyoeishobo.net
URL　http://www.kyoeishobo.net
振替　00130-4-118277
装幀 ――― 黒瀬章夫（ナカグログラフ）
印刷・製本 ―― 中央精版印刷株式会社

ISBN978-4-7634-1095-5　C0077